症状別

発酵×薬膳

心と体が喜ぶ！ラクうまレシピ

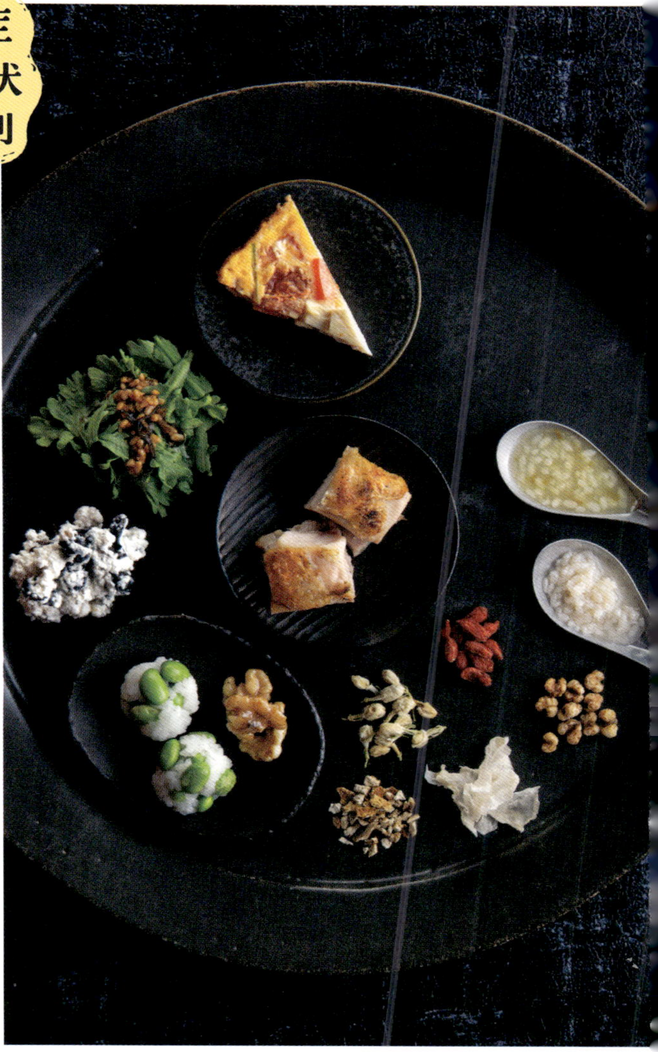

国際薬膳師／中医薬膳師
大竹宗久

三笠書房

はじめに

こんにちは。国際薬膳師、中医薬膳師の大竹宗久です。
私は、子どもの体質改善をきっかけに発酵食品や薬膳に興味をもち、独学で勉強を続けてきました。
その後、薬膳を本格的に学び直して資格を取得。薬膳に関する知識を深めていく過程で、私が日常的に使っている手作りの発酵調味料と組み合わせることで、体にやさしい効果がさらに高まるのでは？　と考えるようになりました。

こうして生まれたのが、「発酵×薬膳」です。
食で体調を改善し、毎日を健やかに過ごしてほしい、その思いを実現するため、参加者の皆さんと一緒に学ぶ「大竹薬膳研究所」を設立。そこで生まれたさまざまなアイデアをまとめたのが、初めての著書である『発酵×薬膳　心と体をスッキリ整える楽チンレシピ』（三笠書房）です。

本書は、「発酵×薬膳」に関する2冊目の本です。今回も簡単に、しかも特別な材料なしで作れる方法はそのままに、「発酵×薬膳」に初めて触れる方にも、より深く知りたい方にも役立つものにするには、どうすればいいのか？　と、ずいぶん悩みました。
その結果、たどりついたのが「症状別」のレシピを提案するスタイルです。
私にとって「発酵×薬膳」の原点は、子どもの不調を改善したい！　という思いだったからです。

私たちの体は「食べたもの」で作られています。
まずは体の声に耳を傾け、自分の状態を知ること。
そして、体が求めているものを食べること。
こうしたシンプルな習慣こそ、健康な体作りの基本だと思うのです。

おいしく食べて、元気に暮らす。
「発酵×薬膳」は、きっとそのためのヒントになる！　と、私は信じています。

大竹宗久

Contents

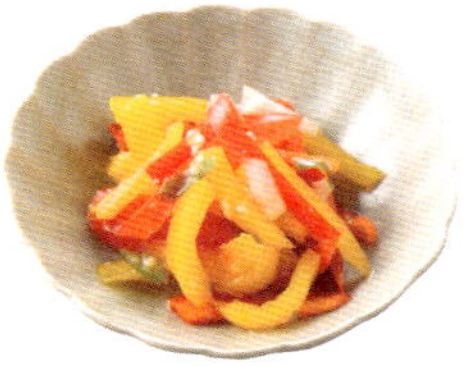

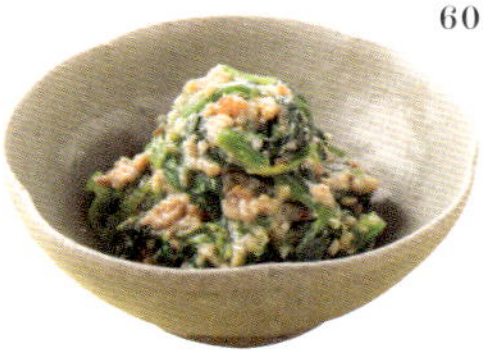

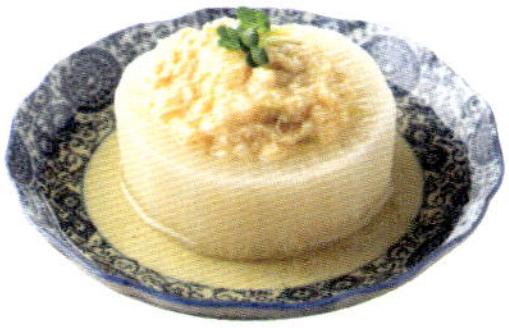

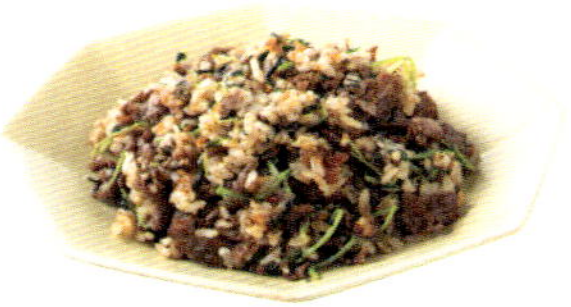

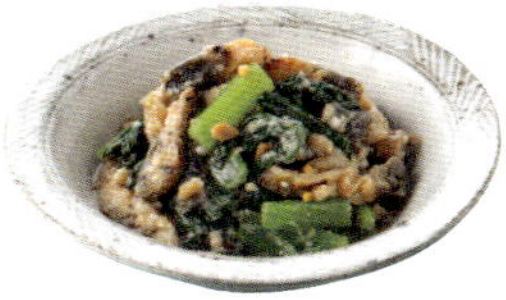

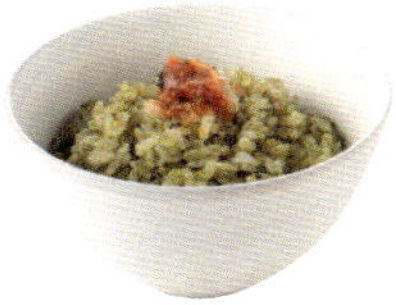

編集協力：野口久美子／金本智恵
撮影：松久幸太郎
スタイリング：渥美友理
調理協力：木次温子／杉山瑞子／大竹海悠

本書のレシピについて

・計量単位は、1カップ＝200mℓ、大さじ1＝15mℓ、小さじ＝5mℓとしています。

・電子レンジの加熱時間は600Wを目安にしています。機種によって多少の違いがありますので、様子を見ながら調節してください。

・とくに表記のない火加減は中火です。

・フライパンは、こびりつきにくいコーティング加工がされたものを使用しています。

・発酵調味料は、32 ～ 38ページのレシピで作ったものを使用しています。材料や作り方によって味に違いがあるので、好みに応じて使う分量を調節してください。

・発酵調味料を、分量をかえずに一般的な調味料に置きかえられる場合は(　)内に併記しています。

・それ以外の場合(しょうゆ麹をしょうゆで代用するなど)は、同量を置きかえるのではなく、好みに応じて調味料の分量を調節してください。

1章

薬膳が体にやさしいのはなぜ？

今の私はどのタイプ？
体調&体質チェック

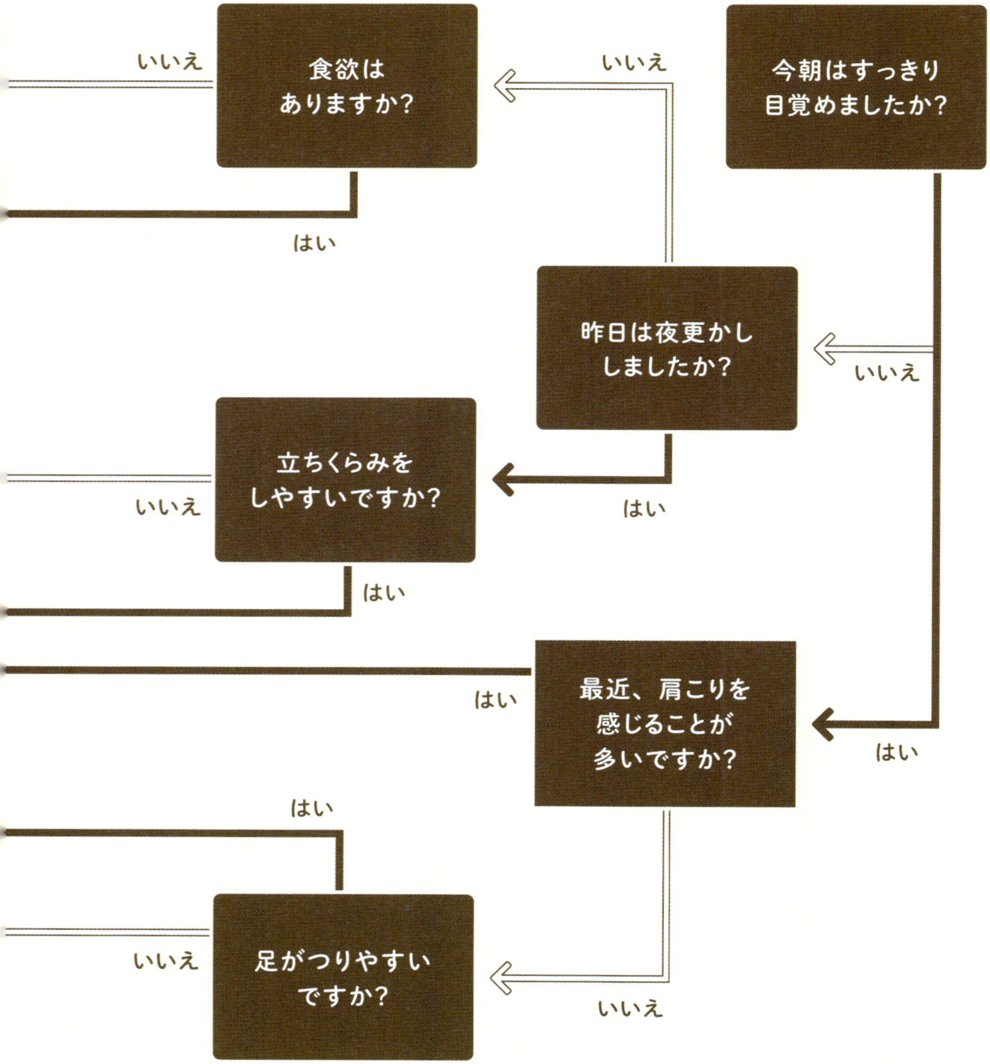

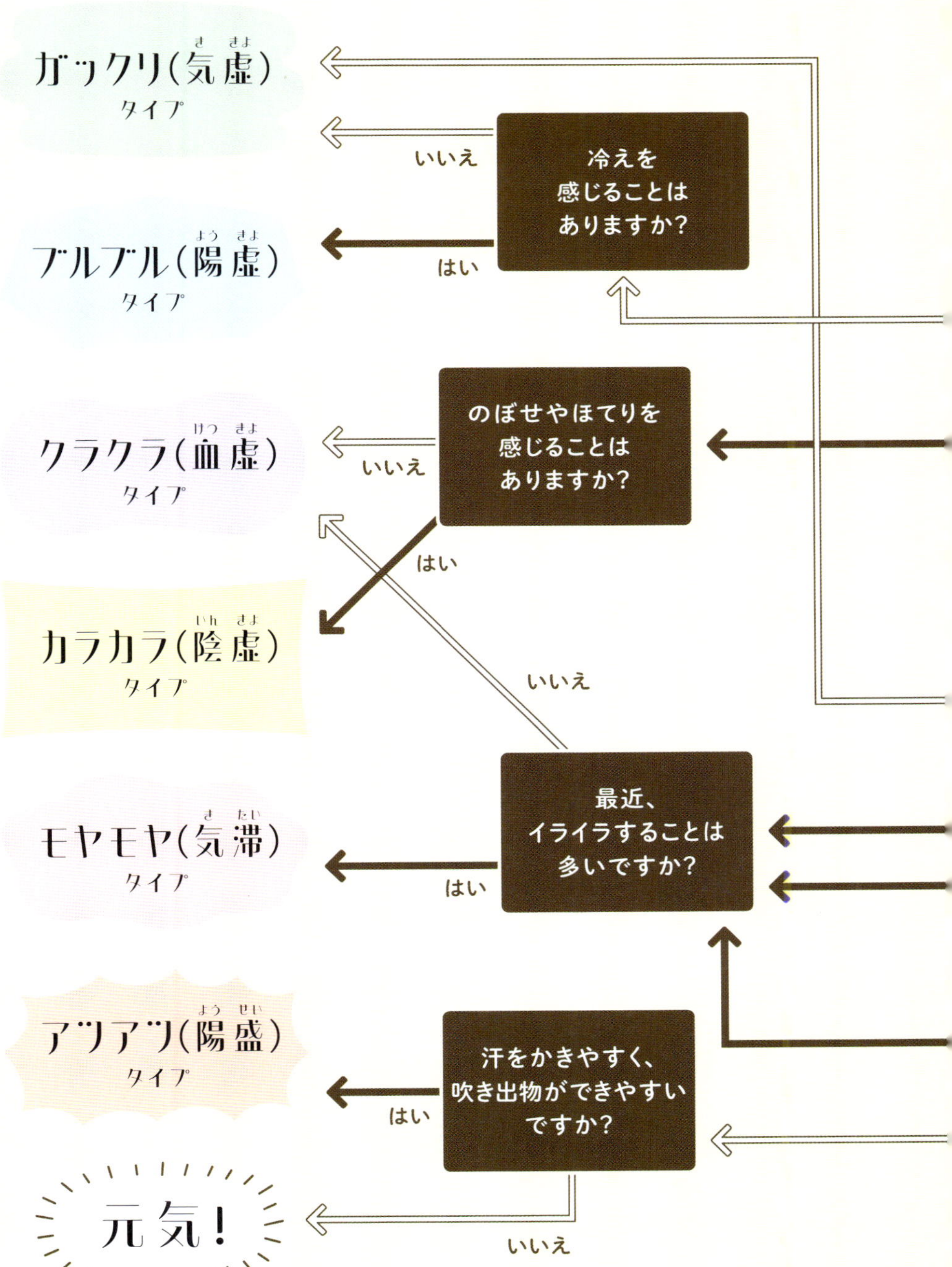
ガックリ（気《き》虚《きょ》）タイプ
ブルブル（陽《よう》虚《きょ》）タイプ
クラクラ（血《けつ》虚《きょ》）タイプ
カラカラ（陰《いん》虚《きょ》）タイプ
モヤモヤ（気《き》滞《たい》）タイプ
アツアツ（陽《よう》盛《せい》）タイプ
元気！
冷えを感じることはありますか？
いいえ
はい
のぼせやほてりを感じることはありますか？
いいえ
はい
いいえ
最近、イライラすることは多いですか？
はい
汗をかきやすく、吹き出物ができやすいですか？
はい
いいえ

タイプ別　体調&体質のポイント

薬膳の目的は、食事によって体のバランスを整えること。そのための基本は、自分の状態を知り、それに合った食べ方を心がけることです。

人には生まれもった体質がありますが、日々の体調にはゆらぎもあります。人の体のあらゆる器官は連携して働いており、心と体もつながっています。そのため、「寝不足でちょっと疲れた」「ストレスがたまってイライラする」といった小さなことがきっかけとなり、つらい不調を引き起こすこともあるのです。

不調を感じるということは、体のバランスがくずれているということ。ただし薬膳の場合、「肩こりにはこれ」「頭痛にはあれ」と一律の答えがあるわけではありません。症状が同じであっても、それを引き起こしている原因は人によって異なるからです。

10〜11ページのチャートは、今の体の状態を確認するためのもの。当てはまるタイプはひとつとは限らず、季節やそのときの生活ぶりによってもかわってきます。こまめにチェックし、食べ方のヒントにしてみてください。

ガックリ(気虚)タイプ

エネルギーの源となる「気」が不足している状態です。
気の働きが低下すると疲れや冷えを感じやすくなったり、抵抗力が弱まって風邪をひきやすくなったりします。
栄養不足や過労が原因となることが多いので、温かく消化のよい食事を心がけ、体をしっかり休めるようにしましょう。

おすすめの食材　牛肉／鶏肉／鮭／キャベツ／じゃがいも／かぼちゃ／豆類 など

ブルブル(陽虚)タイプ

体を温める力が不足している状態です。
エネルギーが足りずに疲れやすくなるほか、暖かい季節でも手足の冷えや、冷えから起こる肩こり、腰痛などに悩まされることがあります。
食事は温かいものを中心にし、入浴の際はぬるめのお湯にゆっくりつかって体を温めて。軽い運動も効果的です。

おすすめの食材　鶏肉／えび／鮭／まぐろ／しょうが／長ねぎ／にら など

※気・血・水についての解説は18ページ参照。

クラクラ(血虚)タイプ

全身に栄養をいき渡らせる「血」が不足している状態です。肌荒れや髪のパサつき、目の疲れなどを感じやすくなり、貧血や立ちくらみ、動悸などが起こることもあります。
ダイエットや偏食が原因となることも多いので、まずはバランスのよい食事をとることが大切です。

おすすめの食材　牛肉／かつお／まぐろ／ほうれん草／小松菜／黒豆／ひじき など

カラカラ(陰虚)タイプ

体を潤す「水」が不足し、体に熱がこもっている状態です。のぼせやほてり、寝汗などが見られるほか、肌や髪の乾燥などが気になることも。女性の場合、更年期の頃に体調・体質が陰虚に傾きがちです。
十分に睡眠をとることを心がけ、ほてりの原因となる辛いものやお酒は控えめに。

おすすめの食材　豚肉／帆立／にんじん／山いも／ほうれん草／柿 など

モヤモヤ(気滞)タイプ

体の中を巡っているべき「気」がスムーズに流れず、滞っている状態です。おなかの張りや痛み、のどのつかえなどを感じたり、イライラ、不眠などに悩まされたりしがちです。
改善に役立つのが、ストレスを発散すること。気分転換を心がけ、体調に応じて適度な運動をするのもおすすめです。

おすすめの食材　青じそ、三つ葉、セロリなど香りのよい野菜／レモン、オレンジなどの柑橘《かんきつ》類／玉ねぎ／しょうが／にんにくなど

アツアツ(陽盛)タイプ

体に熱がこもっているけれど、潤いは保たれている状態です。体の機能が高まるため、ほてりやのぼせのほか、汗をかきやすかったり吹き出物が気になったりすることも。イライラや不眠も起こりやすくなります。
脂っこい食事を控え、適度な運動や深呼吸などでリラックスする習慣を。

おすすめの食材　帆立／あさり／きゅうり／なす／きくらげ／はと麦／柿 など

薬膳にはどんな効果がありますか？

薬膳のベースとなっているのは、中医学。３０００年ほど前の古代中国で生まれ、長い時間をかけて発展してきた伝統的な医学です。

薬膳と似たものに、「漢方」がありますが、漢方は中医学が日本で独自に発展したもの。薬膳が身近な食材を利用するものであるのに対して、漢方は体によい効果をもつ植物などを加工した「生薬《しょうやく》」を用います。厳密に区分されているわけではありませんが、食材選びや調理方法を工夫して毎日の「食事」で緩やかに体調を整えていくのが薬膳、一定の効果をもつ自然由来の「薬」で不調を改善するのが漢方、というイメージで捉えればよいのではないでしょうか。

薬膳の基本は、「食材にはすべて体に役立つ力が備わっている」という考え方です。栄養学では、「カルシウムは骨の材料になる」「鉄は貧血の改善に役立つ」など、食材に含まれる成分に注目しますが、中医学が重視するのは食材全体としてのパワー。それぞれの食材がどんな力をもっているかという知識は、科学的な分析ではなく、人々の経験の積み重ねによって培われてきました。

中医学理論では、「季節や体調に合った食材をとることには薬のような効果があり、正しい食事は体を健康に保つ」とされています。「貧血＝鉄を補給」と決まった対処をするのではなく、季節による体の変化やそれぞれの体質なども考えたうえで、食べ方を工夫していくことが特徴です。

自分にとっての「正しい食事」を考える際に役立つのが、10～11ページの体調&体質チェック。今の体の状態を知ったうえで気になる症状に合わせてメニューを決めていけば、スーパーマーケットで買った食材で作る「いつものごはん」が、体をやさしく癒やす薬膳にかわるのです。

西洋医学と関わりの深い栄養学と薬膳では考え方が異なりますが、どちらが正しいというものではありません。すでに頭に入っている栄養学の情報に中医学の考え方をプラスするなど、自分に合った方法で薬膳の知識を生かしてみてください。

気・血・水ってなんですか？

薬膳を知るうえで欠かせないのが、中医学における人の体の捉え方。解剖学に基づく西洋医学とは、大きく異なります。

中医学では、人の体を構成するのは「気《き》」「血《けつ》」「水《すい》（津液《しんえき》）」の3つの要素とされています。気は、生きるために必要なエネルギーのようなもの。人の体内だけでなく、あらゆるところに気が満ちていると考えられています。血は、全身に栄養を送り届けるもの。水は、血液以外の体液のことで、リンパ液や涙、汗などを指します。言葉も働きも似ていますが、血、水は、血液や水分とイコールではありません。

呼吸や飲食物から取り込まれたり、体内で作られたりした気・血・水は、常に体内を巡っています。3つの要素は互いに関わり合っているため、どれかひとつが不足したり流れが滞ったりすることでバランスがくずれ、さまざまな不調につながります。

体調・体質に合わせた食べ方をする薬膳は、体を整えるための食事。気・血・水のバランスを保ち、心と体の健康を守ることを目指します。

陰陽説ってなんですか？

陰陽説《いんようせつ》とは、世の中に存在するものはすべて「陰」と「陽」に分けられる、とする考え方です。陰と陽は、「夜が陰で昼が陽」「息を吸うことが陰で吐くことが陽」のように正反対の性質をもっていますが、どちらかがよくてどちらかが悪い、というものではありません。どちらもなくてはならないものであり、バランスがとれた状態で存在していることが大切なのです。

ただし、調和するバランスは常に1対1とは限りません。昼（陽）から夜（陰）へかわるとき、少しずつ明るさが弱まって暗さが増していくように、陰と陽の割合は変化し続けています。状況に応じて過不足を補い合い、常に最適なバランスを保っていることが理想です。

陰陽説は、中医学のベースにもなっています。ちなみに人の体を構成する気・血・水にも陰（血、水）と陽（気）があります。食事によって体内の陰陽の割合を調節し、バランスのとれた状態に近づけることも、薬膳のねらいのひとつです。

五行説ってなんですか？

五行説《ごぎょうせつ》とは、自然界にあるものはすべて「木《もく》」「火《か》」「土《ど》」「金《こん》」「水《すい》」の5つに分類される、という考え方。陰陽説と結びつき、「陰陽五行論」とも言われています。

5つの要素は互いの性質を高めたり（相生《そうせい》）、抑えたり（相克《そうこく》）しながら関わり合うことでバランスを保っています。さらに、五行説の考え方は季節や色、方角、味などさまざまなものに応用されています。

中医学では、人の臓器を「五《ご》臓六腑《ぞうろっぷ》」に分けて捉えています。このうちの五臓は、五行説を人の体に当てはめたものです。「肝＝木」「心＝火」「脾＝土」「肺＝金」「腎＝水」の性質をもち、互いに影響を与え合いながら体のバランスを保っていると考えられています。

五臓と西洋医学による内臓の分類は、似ているけれど完全に同じではありません。たとえば「心臓」が臓器そのものを指すのに対し、「心」は臓器だけではなく、心臓の機能やそれに関連する体の働きなども含めた広い意味をもっています。

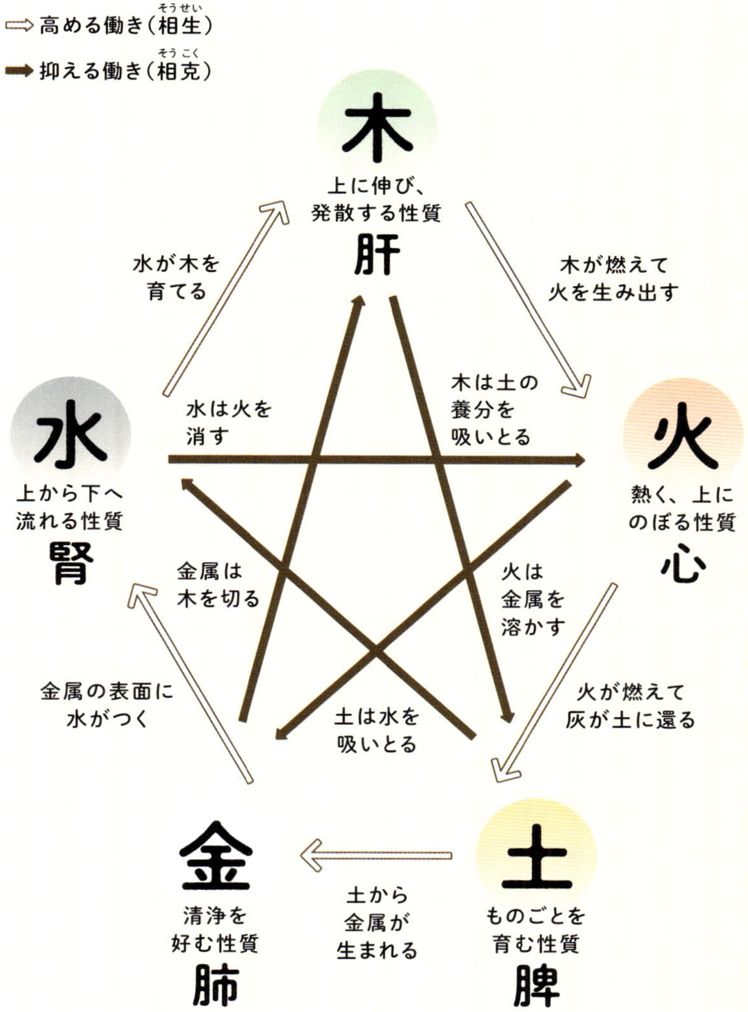
高める働き（相生《そうせい》）
抑える働き（相克《そうこく》）
木
上に伸び、
発散する性質
肝
水が木を
育てる
木が燃えて
火を生み出す
水
上から下へ
流れる性質
腎
水は火を
消す
木は土の
養分を
吸いとる
火
熱く、上に
のぼる性質
心
金属は
木を切る
火は
金属を
溶かす
金属の表面に
水がつく
土は水を
吸いとる
火が燃えて
灰が土に還る
金
清浄を
好む性質
肺
土から
金属が
生まれる
土
ものごとを
育む性質
脾

五性ってなんですか？

食べ物には体を温めるものと冷やすものがあり、こうした性質を「食性」といいます。食性は働きの種類と強さによって5種類に分けられ、「五性《ごせい》」と呼ばれています。

体を温める性質は、温める作用が強いほうから「熱性《ねっせい》」と「温性《おんせい》」。血行を促進し、内臓の機能を高めて気力・体力を充実させるのにも役立ちます。

体を冷やす性質は、冷やす作用が強いほうから「寒性《かんせい》」と「涼性《りょうせい》」。体内の炎症を抑えたり、利尿作用を高めて老廃物の排泄を促す働きもあります。

体を温めたり冷やしたりする作用がないものは、「平性《へいせい》」に分類されます。

体調や体質に合う食材を選ぶのが基本ですが、だからといって「冷えが気になるときに体を冷やすものを食べてはいけない」というわけではありません。寒性や涼性の食材でも、温かい料理に加えたり、温性や熱性の食材と組み合わせたりすることで、体を冷やす作用を弱めることができます。それぞれの食材のもつ性質を知り、上手に工夫していくことが大切なのです。

体を温める

熱性 体を温める働きが強い

温性 体をやや温める

+αの効果

- 血流がスムーズになる
- 内臓の働きが活発になる
- 気力・体力が高まる
- 体内の水分バランスが整う

など

注意

ほてりやのぼせを感じやすい人は食べすぎに注意

平性 体を温めたり冷やしたりしない

涼性 体をやや冷やす

寒性 体を冷やす働きが強い

+αの効果

- 炎症を抑える
- 血液を浄化する
- 利尿作用を高め、老廃物やウイルスの排泄を促進する など

注意

冷えやすい人は食べすぎに注意

体を冷やす

五味ってなんですか？

中医学では、食べ物の味にも体に役立つ効果があると考えられています。これを「五味《ごみ》」といい、「酸《さん》」「苦《く》」「甘《かん》」「辛《しん》」「鹹《かん》」の5種類があります。「鹹」は、適度な塩辛さを意味します。

五味は食べたときに感じる味だけでなく、その味がもつ働きも含めて分類されています。そのため、実際の味と一致していない場合もあります。また、ひとつの食材がふたつ以上の味を備えていることもあります。

五味にはそれぞれ独自の作用があるほか、五行説（20ページ）にも当てはめられ、対応する臓器に働きかけるものとされています。たとえば肝の働きが低下しているときは、酸の食材をとるのがおすすめ。反対に、酸味のあるものを食べたくなるときは「肝が弱っているのかな？」と考えてみることも大切です。

ただし、不調を改善するために特定の味のものばかり食べるのはよくありません。体調を意識しつつ、五味をバランスよくとることを心がけましょう。

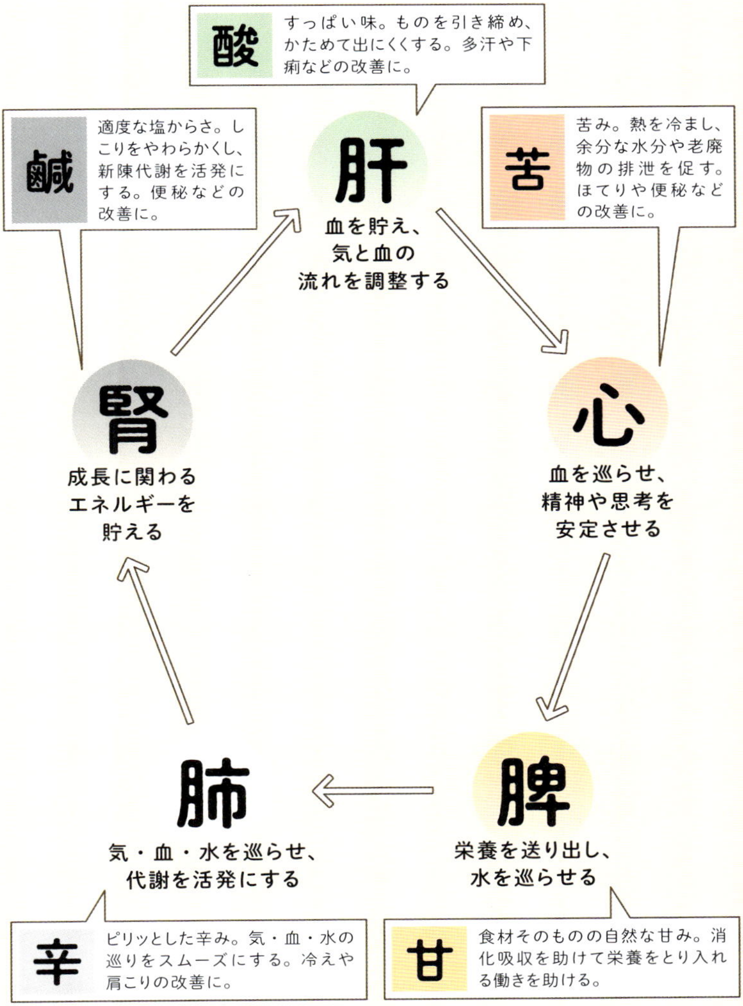
酸
すっぱい味。ものを引き締め、かためて出にくくする。多汗や下痢などの改善に。
肝
血を貯え、気と血の流れを調整する
苦
苦み。熱を冷まし、余分な水分や老廃物の排泄を促す。ほてりや便秘などの改善に。
心
血を巡らせ、精神や思考を安定させる
脾
栄養を送り出し、水を巡らせる
甘
食材そのものの自然な甘み。消化吸収を助けて栄養をとり入れる働きを助ける。
肺
気・血・水を巡らせ、代謝を活発にする
辛
ピリッとした辛み。気・血・水の巡りをスムーズにする。冷えや肩こりの改善に。
腎
成長に関わるエネルギーを貯える
鹹
適度な塩からさ。しこりをやわらかくし、新陳代謝を活発にする。便秘などの改善に。

五色ってなんですか？

日本で「季節」といえば四季ですが、中医学では「春」「夏」「梅雨（長夏）」「秋」「冬」の5つ。「五色《ごしょく》」と呼ばれる5種類の色とともに、五行説（20ページ）に当てはめられています。

　私たちの体のバランスは、環境に応じて変化しています。もちろん体調には個人差がありますが、季節による影響はだれもが受けるものです。五色は、それぞれの季節に積極的にとりたい食材の色でもあります。買い物の際、少し意識してみてください。

春＝緑（青）	陽の気が増えすぎるのを抑え、心を落ち着かせる。ほうれん草、にら、ブロッコリーなど
夏＝赤	熱を冷まして体の水分を保ち、体に活力を与える。牛肉、まぐろ、トマト、にんじんなど
梅雨（長夏）＝黄色	余分な水分を排泄して消化を助け、体をすっきりさせる。かぼちゃ、とうもろこし、桃など
秋＝白	水分代謝を活発にして潤いを保ち、乾燥から体を守る。鶏肉、いか、たこ、大根、玉ねぎ、なしなど
冬＝黒	血を作って腎の働きを高め、エネルギーを貯える。のり、昆布、しいたけ、なす、黒ごまなど

2章

発酵が元気を作るのはなぜ?

発酵調味料を暮らしにとり入れたい理由

食べ物は空気中などに存在する微生物（細菌や酵母など）の働きで分解され、構造がかわっていきます。こうした変化のうち、体に有益なものを「発酵」、体に有害なものを「腐敗」といいます。

発酵によるメリットは、主に３つあります。

１つめが、おいしさが増すこと。発酵の過程でアミノ酸やイノシン酸といった「うまみ成分」や香りの成分が作られるため、うまみや風味が深まります。

２つめが、体によい働きが高まること。たとえば納豆は、大豆を発酵させることでビタミンK_2や葉酸の含有量が大幅にアップしています。さらに、食材のタンパク質やでんぷんの分解が進んでいるため、体への吸収もスムーズです。

３つめが、保存性が高まること。発酵を促す微生物が、食べ物を腐敗させる菌などをブロック。また、発酵の過程で生み出される酸やアルコールには殺菌効果があるため、雑菌の繁殖を抑えることができます。

さらに、発酵食品には腸内環境を整える働きがあることもよく知られています。人の腸には、体によい働きをする善玉菌と体に害を及ぼす悪玉菌、どちらにも分類されない日和見《ひよりみ》菌が生息しています。

悪玉菌が増えると腸内で有害な物質が作られるため、体調不良の原因になります。善玉菌が多く含まれる発酵食品をしっかりとることは、腸内細菌のバランスを改善するためにも有効なのです。

また、有害なウイルスや細菌から体を守る免疫には、腸が深く関わっています。腸を健康に保つことは、免疫機能を高めて病気になりにくい体を作ることにもつながります。

発酵食品の健康効果を生かすなら、日常的にとり続けることが大切です。とはいえ、毎食のおかずに発酵食品を選ぶのはちょっと大変。でも、調味料なら……？

食事作りに必ず使う調味料を「発酵調味料」にかえれば、無理なく発酵食品をとることができます。おまけに調味料そのものにうまみがあるので、「いつものおかず」のおいしさもアップするのです。

発酵調味料の作り方 コツと注意

発酵調味料の基本は、「混ぜて、待つ」だけ。
調味料作りに初めて挑戦する人は、
4つのコツを知っておきましょう。

1

保存容器は 煮沸消毒

でき上がりまで室温で発酵させるため、容器についた雑菌まで繁殖してしまうことが。カビや腐敗を防ぐため、調味料作りに使うびん&ふたは、必ず煮沸消毒しましょう。

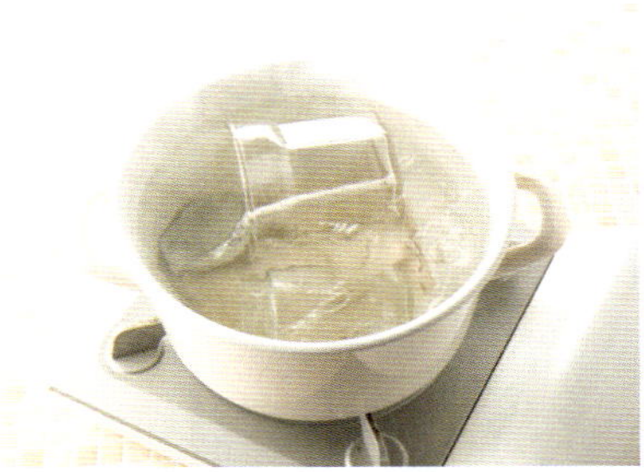

ふきんを敷いた鍋に消毒するものとたっぷりの水を入れ、沸騰してから10分ほど煮る。鍋から取り出し、自然乾燥を。

2

発酵中は ふたを緩めに

調味料が発酵する過程で、炭酸ガスが発生することがあります。ガスを逃がすため、ふたは緩めに。スクリュータイプのふたなら、軽くのせる程度にしておきます。

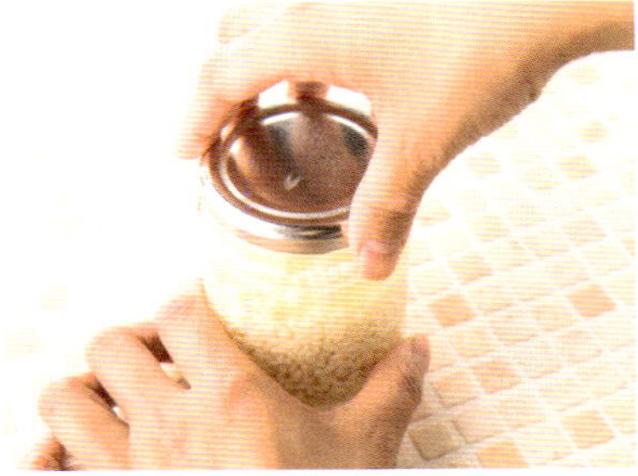

密閉した容器の中に炭酸ガスがたまると、開けるときに中身が飛び散ったり、ふたが飛んだりすることがある。

3

でき上がったら冷蔵庫で保存

ときどきかき混ぜながら様子を見て、好みの味になったらでき上がり。常温保存もできますが、発酵を抑えて味や香りをキープするため、冷蔵庫で保存するのがおすすめ。

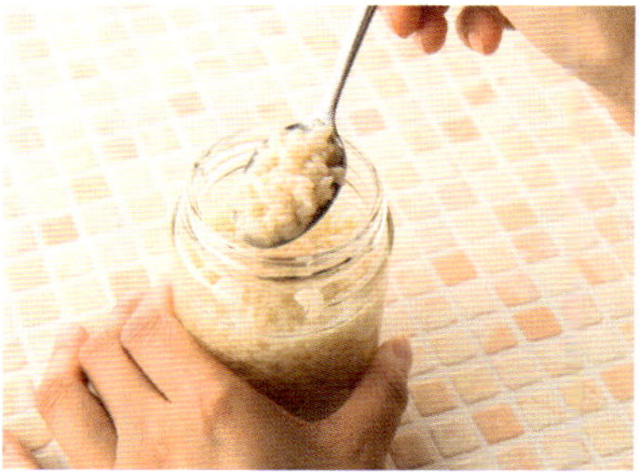

麹を使ったものなら、麹の粒がくずれてとろみがつき、味がまろやかになって甘い香りがしてくるのが目安。

4

急ぐときは時短ワザを使っても

麹を使った調味料の場合、30 〜 60度の環境をキープすれば発酵が早まります。発酵機能のついた炊飯器やヨーグルトメーカーなどを使うと、数時間で作ることも可能です。

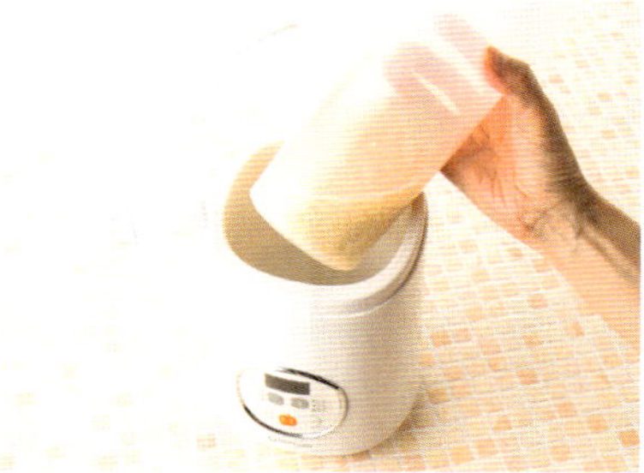

必ず清潔な容器を使い、調理器具の設定のしかたや所要時間などは、使用する器具の説明書などに従う。

おすすめの
発酵調味料20

味つけのベースに使えるものから少し手間をかけたアレンジ版まで、
44ページ〜のレシピで使用した調味料をご紹介します。
簡単に作れる発酵調味料ですが、使用時は保存容器の口のまわりを
衛生的に保つように注意しましょう。

※材料はすべて作りやすい分量

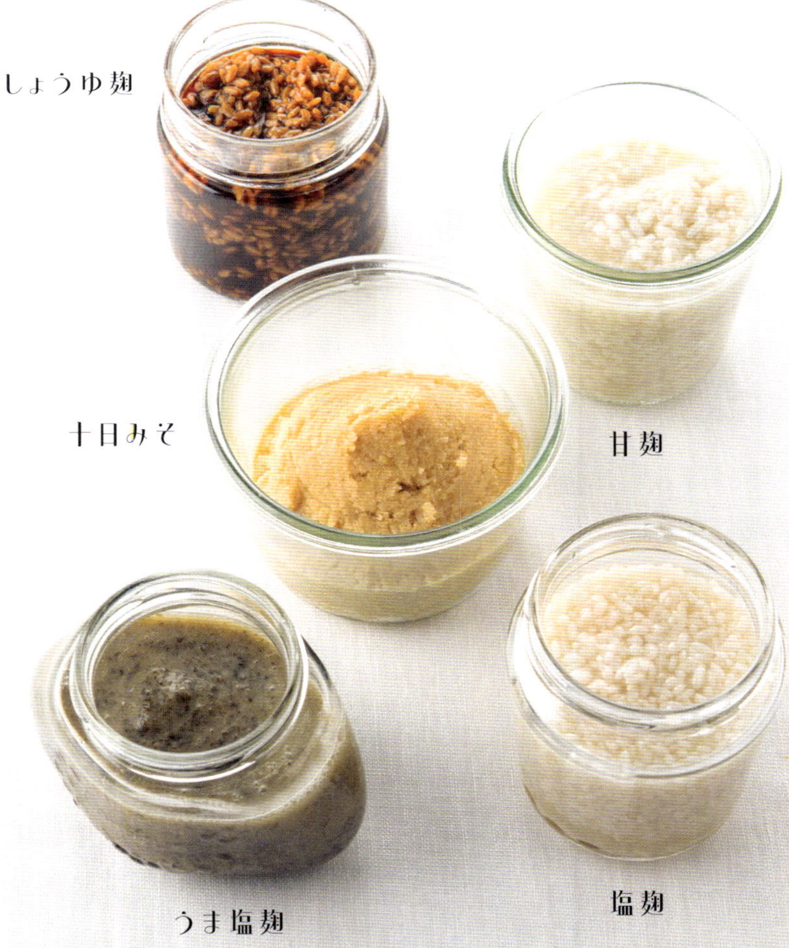

十日みそ

材料　米麹 200g　大豆(水煮またはドライパック) 200g　塩、水 各大さじ1と⅓

作り方　①すべての材料をミキサーやフードプロセッサーにかける(または厚手のポリ袋などに入れ、たたいて大豆をつぶす)。
②保存容器に移し、常温で10日ほど熟成させる。

うま塩麹

材料　米麹 100g　塩 大さじ1と⅓　干ししいたけ 10g　昆布 20g　水 1と¼カップ

作り方　①干ししいたけと昆布をキッチンばさみで細かく切る。
②❶とその他の材料を混ぜ合わせ、常温で1週間ほど発酵させる。
③十分に発酵したら、ミキサーやフードプロセッサーにかけてなめらかにする。

塩麹

材料　米麹 100g　塩 大さじ3と⅓　水 1カップ

作り方　すべての材料を混ぜ合わせ、常温で1週間ほど発酵させる。

※塩の量は増減することもできるが、ある程度塩分があったほうが傷みにくい。

甘麹

材料　米麹 200g　水 1カップ

作り方　すべての材料を混ぜ合わせ、30～60度の環境で6時間保温する。

※発酵機能のついた炊飯器やヨーグルトメーカーなどを使うとよい。

しょうゆ麹

材料　米麹 200g　しょうゆ 1カップ

作り方　すべての材料を混ぜ合わせ、常温で1週間ほど発酵させる。

POINT

* 発酵調味料は常温熟成可能ですが、製造時や保存容器の状態などにより腐敗することもあるので、心配な方は冷蔵庫で熟成させるのがおすすめです。
* 雑菌が混入してしまった場合カビが生えたり、アルコール臭がしてきます。その場合は残念ながら失敗なので処分してください。
* 麹調味料の熟成中は、1日1回必ず混ぜてください。麹がやわらかくなってくれば完成です。

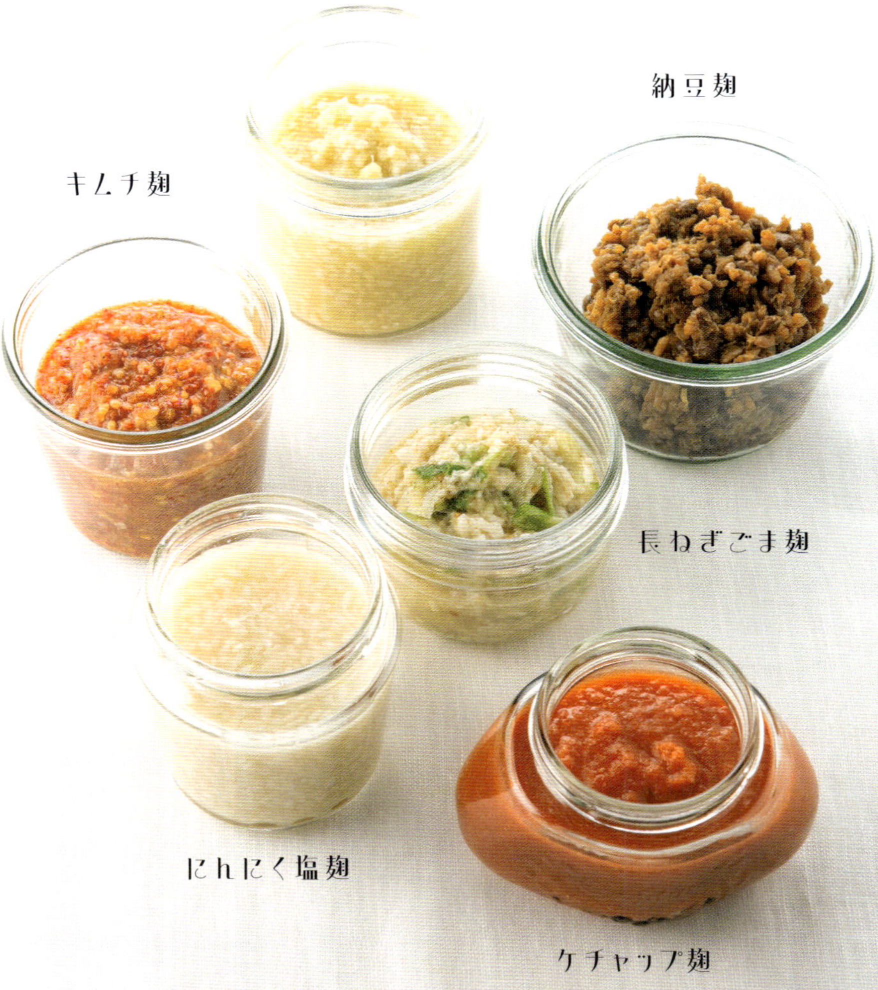
しょうが塩麹
納豆麹
キムチ麹
長ねぎごま麹
にんにく塩麹
ケチャップ麹

しょうが塩麹＆にんにく塩麹をアレンジ

納豆麹

材料　米麹 60g　納豆 100g
作り方　すべての材料を混ぜ合わせ、常温で2週間ほど発酵させる。

長ねぎごま麹

材料　米麹 100g　塩 大さじ3と⅓　水 1カップ　長ねぎ（薄切り）1本　白すりごま 大さじ2と½　ごま油 小さじ1
作り方　すべての材料を混ぜ合わせ、常温で1週間ほど発酵させる。

キムチ麹

材料　米麹 大さじ2　玉ねぎ（すりおろす）¼個　りんご（すりおろす）½個　粉唐辛子（キムチ用）大さじ3　砂糖 大さじ2　水、だし汁 各大さじ3　アミの塩辛（あれば）小さじ2　ナンプラー（あれば）大さじ2
作り方　すべての材料を混ぜ合わせ、常温で1週間ほど発酵させる。

にんにく塩麹

材料　米麹 100g　塩 大さじ3と⅓　水 1カップ　にんにく（すりおろす）50g
作り方　すべての材料を混ぜ合わせ、常温で1週間ほど発酵させる。

しょうが塩麹

材料　米麹 100g　塩 大さじ3と⅓　水 1カップ　しょうが（皮をむいてすりおろす）100g
作り方　すべての材料を混ぜ合わせ、常温で1週間ほど発酵させる。

ケチャップ麹

材料　しょうが塩麹、にんにく塩麹 各小さじ1　トマト（湯むきして刻む）500g　玉ねぎ 1/4個　砂糖 大さじ2　酢 大さじ3　こしょう　シナモン　ローリエ（パウダー）　オールスパイス 各少々
作り方　すべての材料を混ぜ合わせ、冷蔵庫に入れて味をなじませる（夏は約3日、冬は約1週間）。

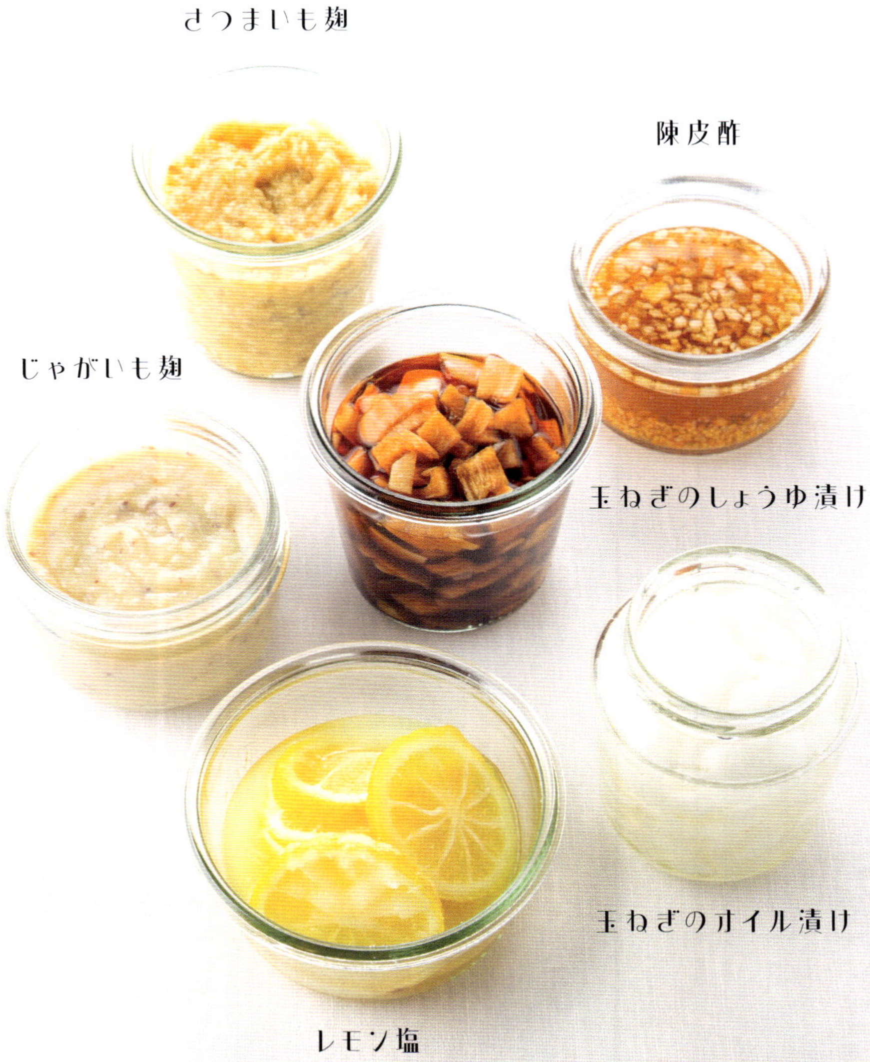
さつまいも麹
陳皮酢
じゃがいも麹
玉ねぎのしょうゆ漬け
玉ねぎのオイル漬け
レモン塩

レモン塩

材料　レモン（国産）2個　塩200g

作り方　①レモンは輪切りにする。
②容器にレモン、塩、レモンと重ねて入れ、常温で2週間ほど発酵させる。

玉ねぎのしょうゆ漬け

材料　玉ねぎ 2個　しょうゆ 1と½カップ

作り方　①玉ねぎは1cm角に切る。
②❶にしょうゆを加え、冷蔵庫で味をなじませる。

玉ねぎのオイル漬け

材料　玉ねぎ 2個　オリーブオイル 約1カップ

作り方　①玉ねぎは1cm角に切る。
②❶にかぶるくらいのオリーブオイルを加える。

※玉ねぎの量と容器のサイズに合わせて、オリーブオイルの量は調節する。

じゃがいも麹

材料　米麹 100g　塩 大さじ1　じゃがいも 200g

作り方　①じゃがいもはゆで、あたたかいうちにファスナー付きの保存袋に入れてつぶす。
②その他の材料を加え、混ぜ合わせる。
③空気をぬいて密封し、常温で10日ほど発酵させる。

さつまいも麹

材料　米麹 100g　さつまいも100g　水 ½カップ

作り方　①さつまいもはゆでて温かいうちにつぶし、その他の材料を混ぜ合わせる。
②30～60度の環境で6時間保温する。

※発酵機能のついた炊飯器やヨーグルトメーカーなどを使うとよい。

陳皮酢

材料　酢 ½カップ　陳皮（大きいものは砕く）10g

作り方　すべての材料を混ぜ合わせる。

発散しょうゆ麹

材料　しょうゆ麹 1と½カップ　【A】みょうが 2個　青じそ 10枚　長ねぎ 10cm　三つ葉 1束　塩昆布 5g

作り方　細かく刻んだAとしょうゆ麹を混ぜ合わせる。

ゆず塩麹

材料　塩麹 1カップ　ゆずの皮（みじん切り）2個分

作り方　すべての材料を混ぜ合わせる。

ナッツ麹

材料　甘麹 1と½カップ　ピーナッツ、くるみ、白炒りごま 各10g

作り方　①ピーナッツとくるみは、細かく刻む。

②❶とその他の材料を混ぜ合わせる。

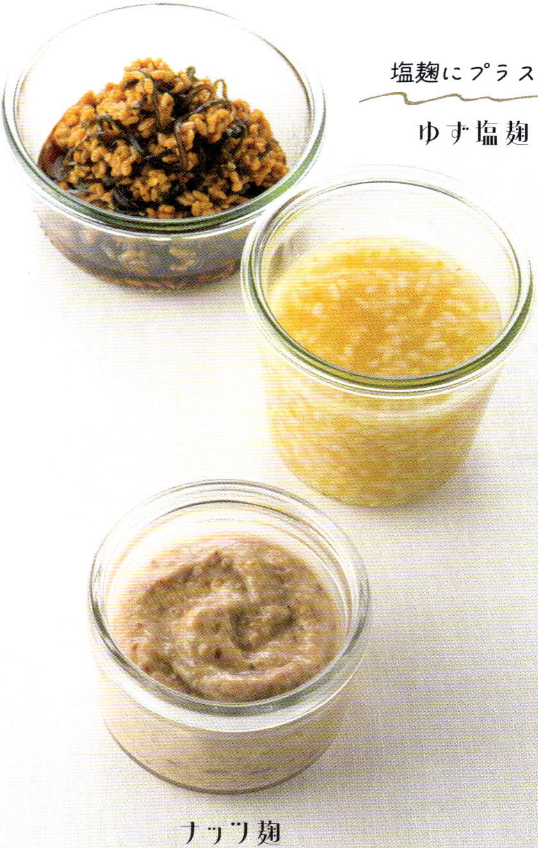
しょうゆ麹にプラス！
発散しょうゆ麹
塩麹にプラス！
ゆず塩麹
ナッツ麹
甘麹にプラス！

3章

症状別

不調を予防・改善する
発酵×薬膳レシピ

発酵×薬膳レシピ選びのコツ

薬膳の基本は体の声に耳を傾け、体調に合ったものを食べることです。

毎日の生活の中で大切にしたいのが、「今日は○○が食べたいな」という気持ち。なぜなら「食べたいもの＝体が必要としているもの」であることも多いからです。

「これが食べたい！」が思い浮かばないときは、最近の体調を見直してみてください。肩がこる、肌荒れが気になる、イライラする……。病気というほどではないけれど「ちょっと気になること」はありませんか？　暮らしに薬膳をとり入れる第一歩として、小さな不調の改善を目標に献立を考えていくのはとてもよい方法です。

44ページ～のレシピは、25の症状に分類されています。ただし中医学では、体や心に現れる症状は同じでも、体調や体質によってその不調を引き起こす原因は違う、とされています。そして体調を整えるために大切なのは、それぞれの原因に応じた食べ方をすることなのです。

メニュー選びをサポートするため、各レシピには、10～15ページで診断した体調&体質のタイプを示すアイコンが添えてあります。症状に加えて自分のタイプもヒントにすることで、薬膳の効果をしっかり生かすことができるでしょう。

また、食べ物の栄養は腸から吸収され、血液によって全身の細胞にいき渡ります。ということは……?

効率よく栄養を利用するためには、腸がしっかり働けることも大切なわけです。

腸の元気をキープするのに最適なのが、発酵食品。薬膳の考えに基づいた料理のパワーを最大限に生かすため、すべてのレシピに32～38ページで紹介した発酵調味料が使われています。

まずは薬膳の考え方に基づいて、今の自分に必要な食材を選ぶ。

そして発酵調味料で消化吸収力を高め、必要な栄養をしっかり体にとり入れる!

「発酵×薬膳」を毎日の食事に生かすことで、体と心のバランスをじっくり整えていきましょう。

使ってみたい　薬膳の食材

身近な食材だけで作っても、薬膳の効果は十分。
でも、ちょっと本格派の気分を味わってみたいなら
薬膳ならではの食材もとり入れてみてください。

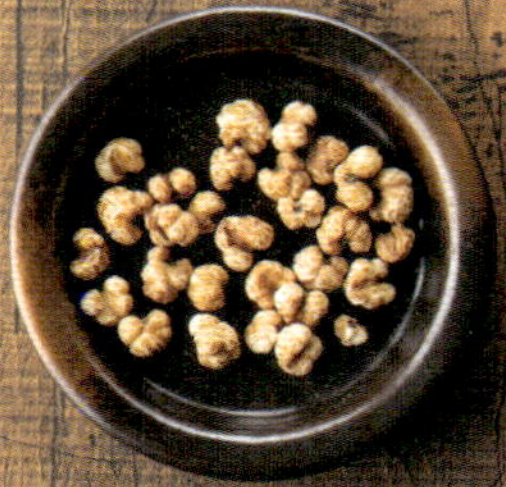

はと麦

はと麦の実を乾燥させたもの。
むくみやだるさが気になるときに。

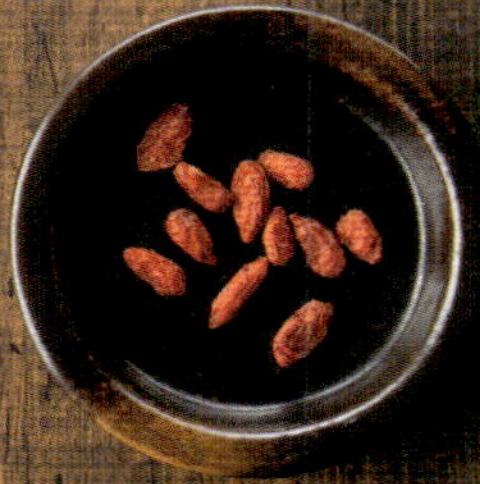

クコの実

ナス科の植物「枸杞」の果実を乾燥させたもの。疲労回復に。

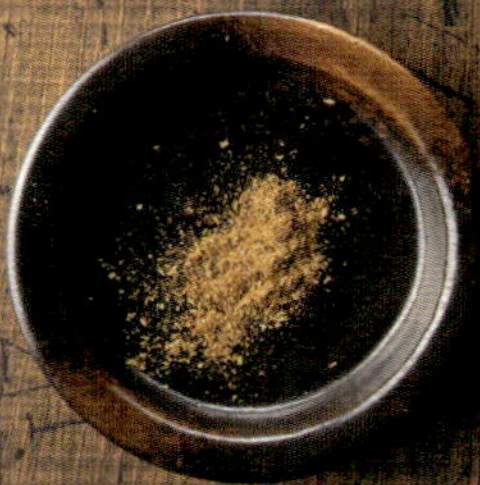

粉山椒

山椒の実を乾燥させ、粉末にしたもの。おなかを温め、胃を元気に。

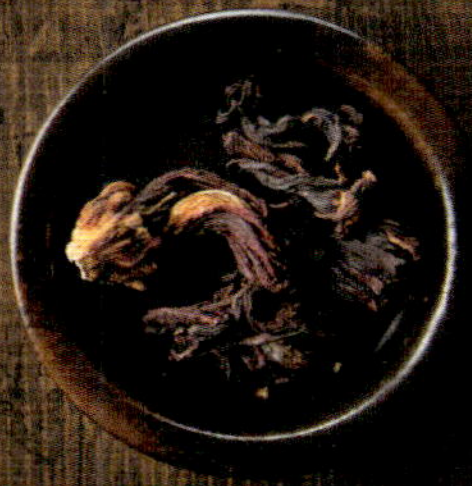

ハイビスカス（ハイビスカスティー）

ハイビスカスの花びらを乾燥させたもの。
美肌作りやむくみ予防に。

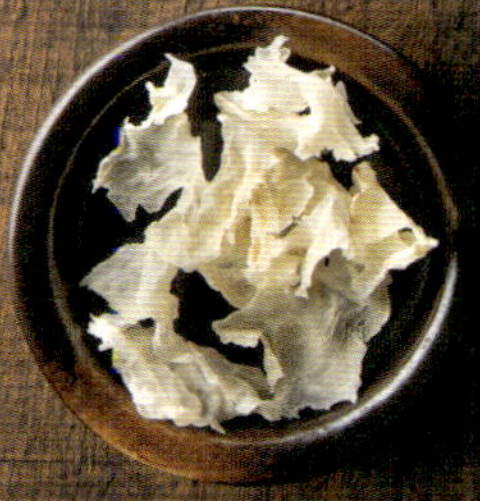

白きくらげ

きのこの一種を乾燥させたもの。
肌の潤いを保ちたいときに。

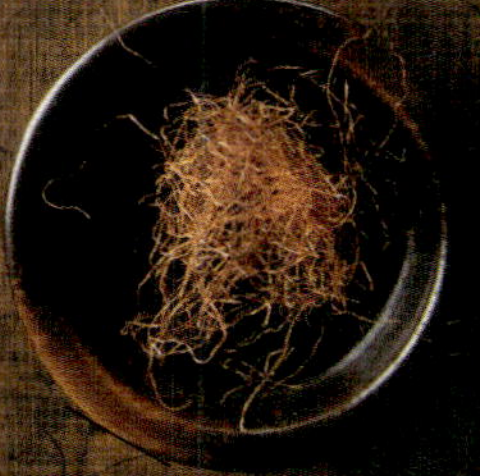

とうもろこし茶

とうもろこしの「ひげ」を乾燥させたもの。むくみや疲労の改善に。

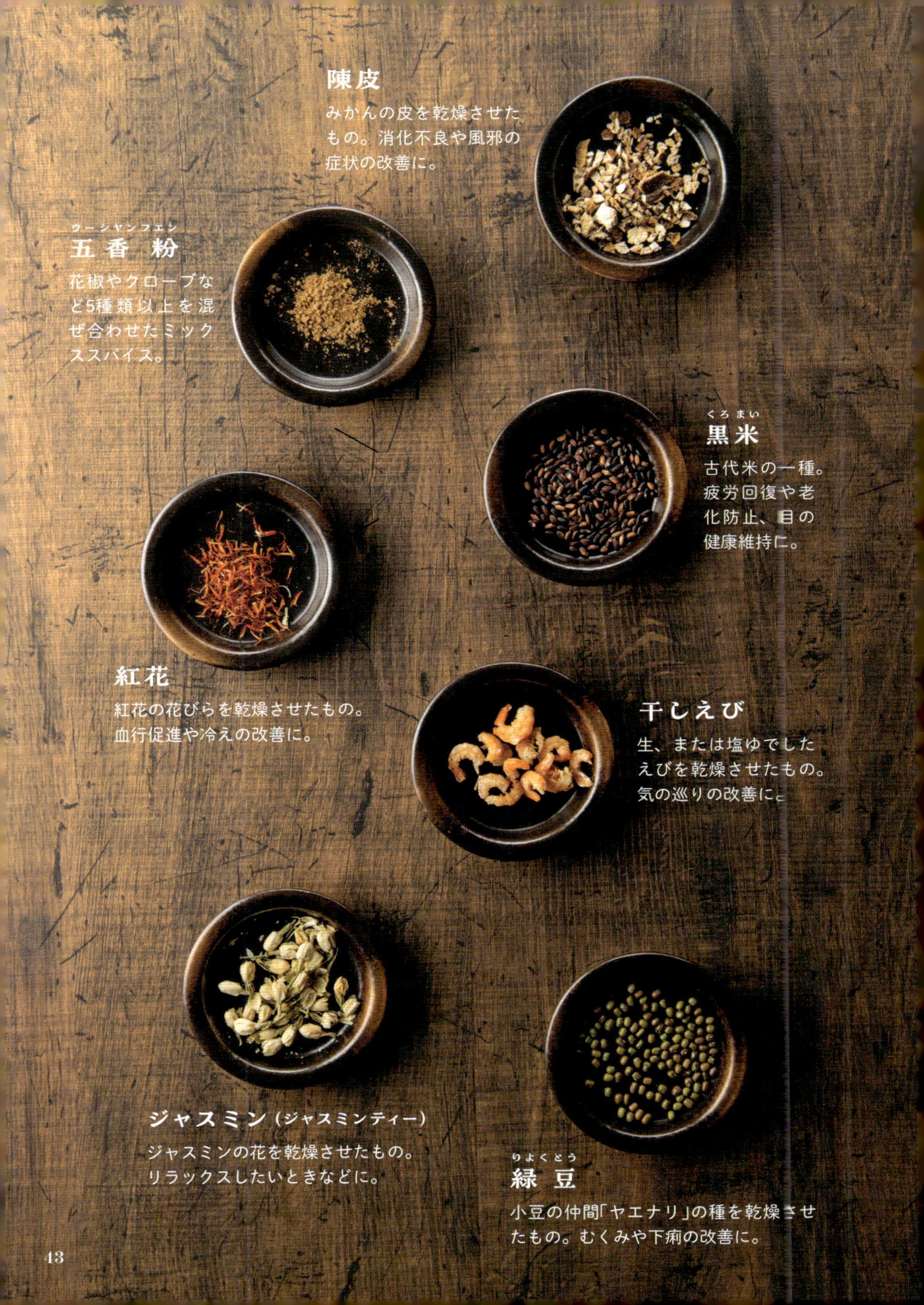

陳皮

みかんの皮を乾燥させたもの。消化不良や風邪の症状の改善に。

五香粉《ウーシャンフェン》

花椒やクローブなど5種類以上を混ぜ合わせたミックススパイス。

黒米《くろまい》

古代米の一種。疲労回復や老化防止、目の健康維持に。

紅花

紅花の花びらを乾燥させたもの。血行促進や冷えの改善に。

干しえび

生、または塩ゆでしたえびを乾燥させたもの。気の巡りの改善に。

ジャスミン（ジャスミンティー）

ジャスミンの花を乾燥させたもの。リラックスしたいときなどに。

緑豆《りょくとう》

小豆の仲間「ヤエナリ」の種を乾燥させたもの。むくみや下痢の改善に。

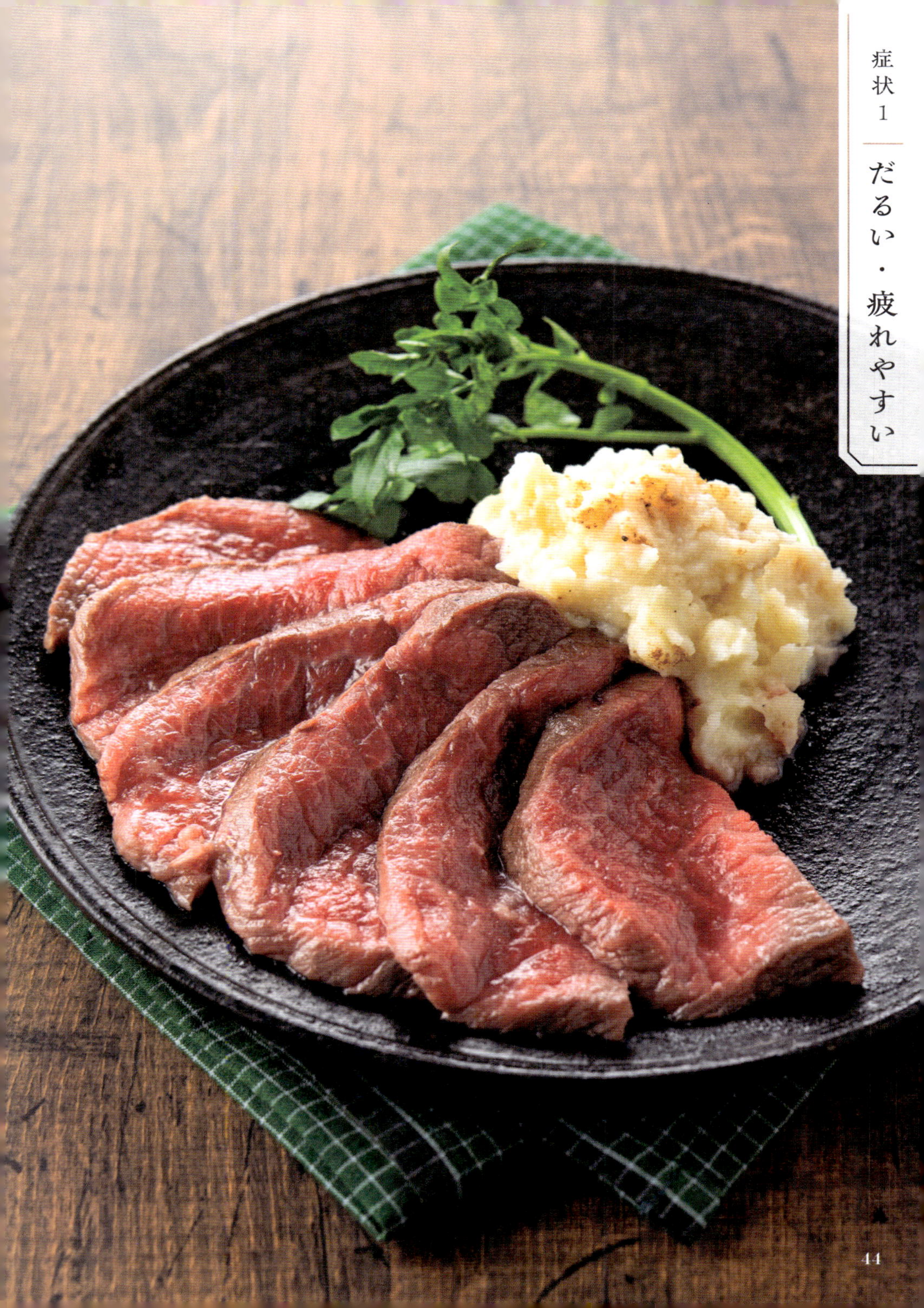

ガックリ クラクラ

ローストビーフ
山椒ポテトソース

× 塩麹

材料（作りやすい分量）

牛かたまり肉（ローストビーフ用）…… 300g
じゃがいも …… 1個
塩麹 …… 大さじ4
こしょう、粉山椒 …… 各少々
クレソン …… 適量

作り方

① 牛肉に塩麹の半量をすり込んで15分ほどおき、こしょうをふる。
② フライパンを熱して❶の全面を強火で焼き、表面に焼き色をつける。
③ ❷を耐熱皿にのせ、ふんわりとラップをかけて電子レンジ（900W）で5～8分加熱する（肉の大きさに応じて加熱時間を調節する）。
④ じゃがいもをゆでてつぶし、残りの塩麹と粉山椒を混ぜる。
⑤ ❸を切り分けて器に盛り、❹とクレソンを添える。

ポイント　牛肉とじゃがいもは、どちらも不足している気を補い、パワーアップさせてくれる食材です。香りのよい山椒には、気の巡りを整える効果があります。

ガックリ

発酵マヨネーズのコールスロー × 塩麹 甘麹

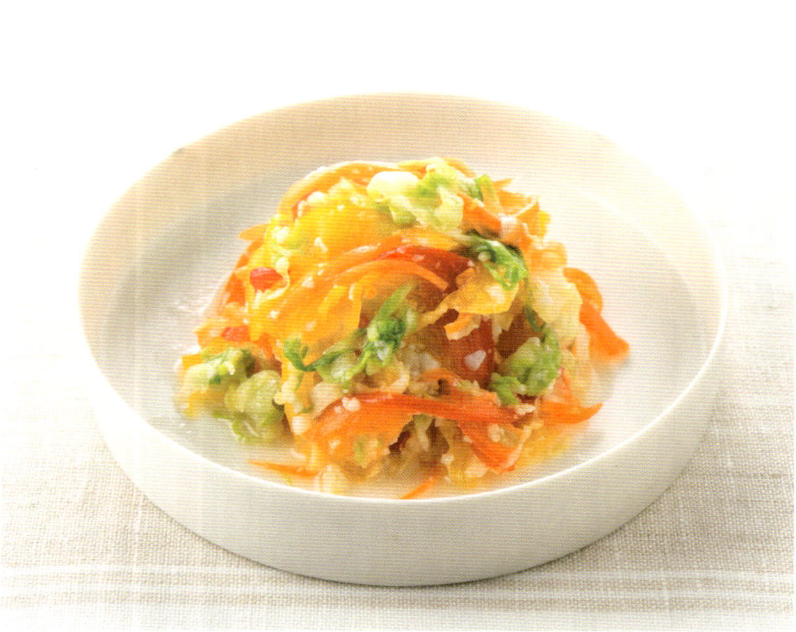

材料（2人分）

キャベツ …… ⅙個
にんじん …… ½本
パプリカ（赤、黄）…… 各½個
塩麹 …… 大さじ3
甘麹 …… 大さじ2
塩 …… 小さじ2
酢、みりん …… 各大さじ2

作り方

① キャベツ、にんじん、パプリカはせん切りにし、分量の塩をふって軽くもむ。
② 小鍋にみりんを入れてひと煮立ちさせ、酢を加えてもう一度沸騰させる。冷めたら塩麹、甘麹を加えて混ぜる。
③ ❶を軽く水洗いして水けを絞り、❷であえる。

ポイント　キャベツで気を補い、血を作るにんじんで体に栄養をいき渡らせます。

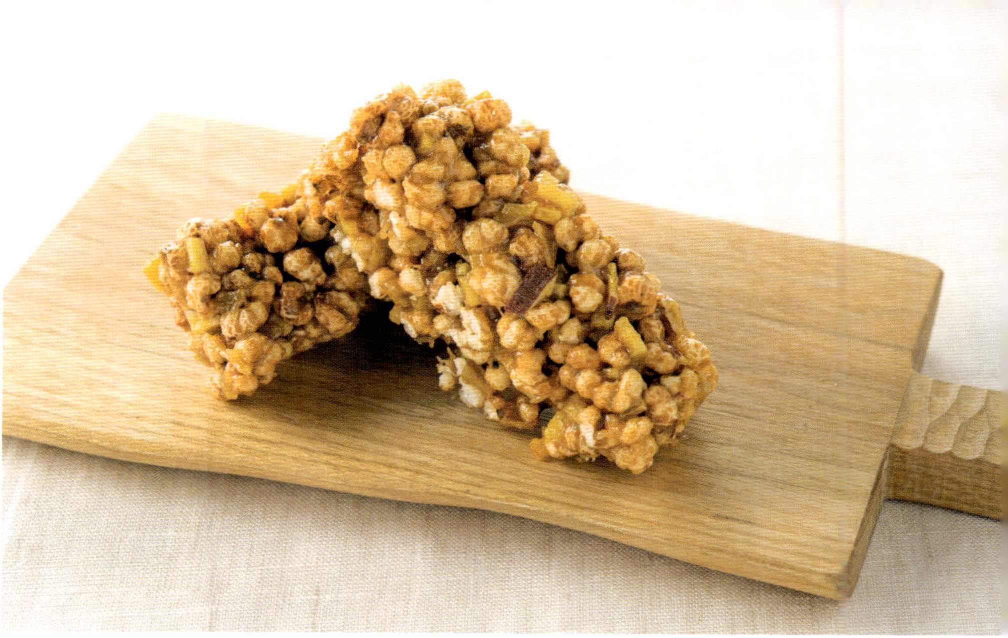

ガックリ

はと麦とさつまいものシリアルバー × 甘麹

材料

(約18cm × 12cmのバット1枚分)

はと麦 …. 70g

さつまいも …. 30g

甘麹 …. 50g

はちみつ …. 大さじ3と½

揚げ油 …. 適量

作り方

① 小鍋に甘麹を入れて混ぜながら⅓ほどの分量になるまで煮つめ、はちみつを加えて混ぜる。

② さつまいもは皮つきのまま5㎜角に切り、中温(170～180℃)の油で素揚げにする。

③ ❶が熱いうちに❷とはと麦を加えて混ぜ、バットなどに移して表面を平らにする。

④ あら熱がとれたら冷蔵庫で冷やし、切り分ける。

ポイント　さつまいもが脾を整え、疲労回復に役立つはと麦の栄養を全身に巡らせます。

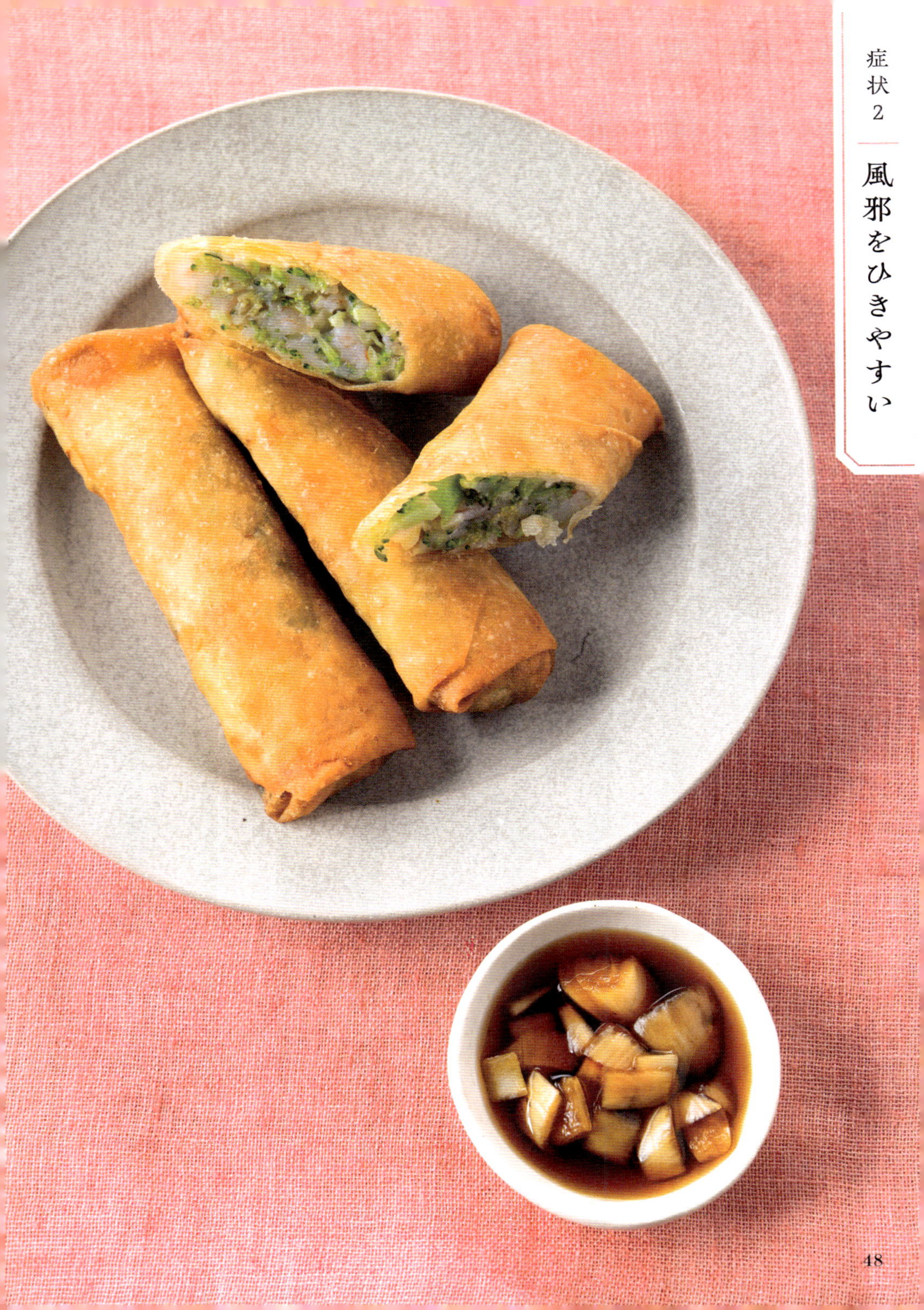

ガックリ　モヤモヤ

えびとブロッコリーの春巻き

× 玉ねぎのしょうゆ漬け

材料（5本分）

むきえび …. 160g
ブロッコリー …. ½株
春巻きの皮 …. 5枚
玉ねぎのしょうゆ漬け …. 適量
揚げ油 …. 適量

作り方

① えびとブロッコリーは細かく刻み、春巻きの皮で包む。
② 揚げ油を中温(170 ～ 180℃)に熱し、❶を揚げる。
③ 器に盛り、玉ねぎのしょうゆ漬けを添える。

ポイント　ブロッコリーで気を補い、玉ねぎで滞った気をスムーズに流します。えびには内臓から体を温める働きがあるため、冷えや疲れやすさの改善に役立ちます。

ガックリ モヤモヤ

グレープフルーツとモッツァレラのカプレーゼ
× レモン塩

材料（2人分）

グレープフルーツ（ルビー）…… 1個
モッツァレラチーズ …… 100g
玉ねぎ（みじん切り）…… ¼個
青じそ（せん切り）…… 2枚
A
- レモン塩（みじん切り）…… 大さじ1と½
- オリーブオイル …… 大さじ1と½
- こしょう …… 少々

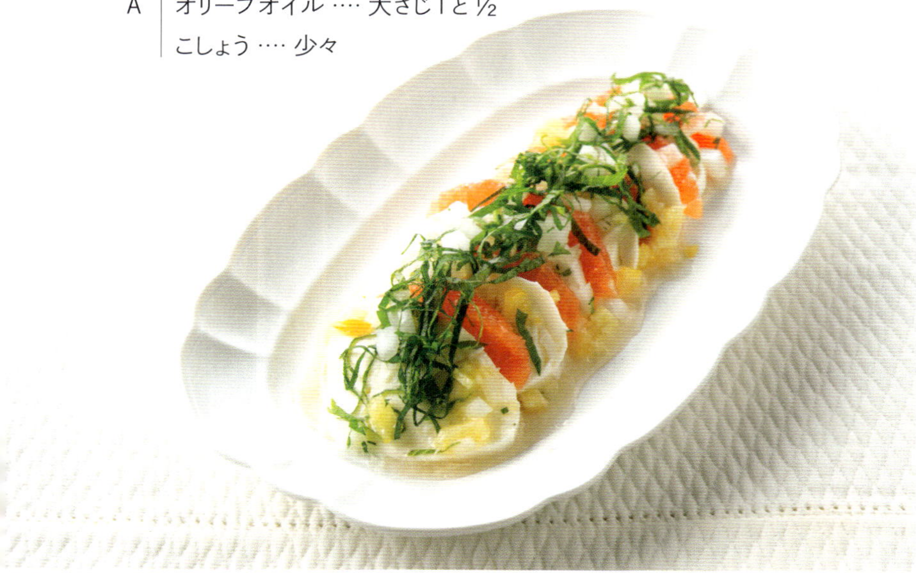

作り方

① グレープフルーツは薄皮をむき、モッツァレラチーズは薄切りにする。
② 器に❶を盛り、玉ねぎと青じそをのせる。
③ 混ぜ合わせたAをかける。

ポイント　モッツァレラチーズで気を補い、グレープフルーツや玉ねぎで気を流します。

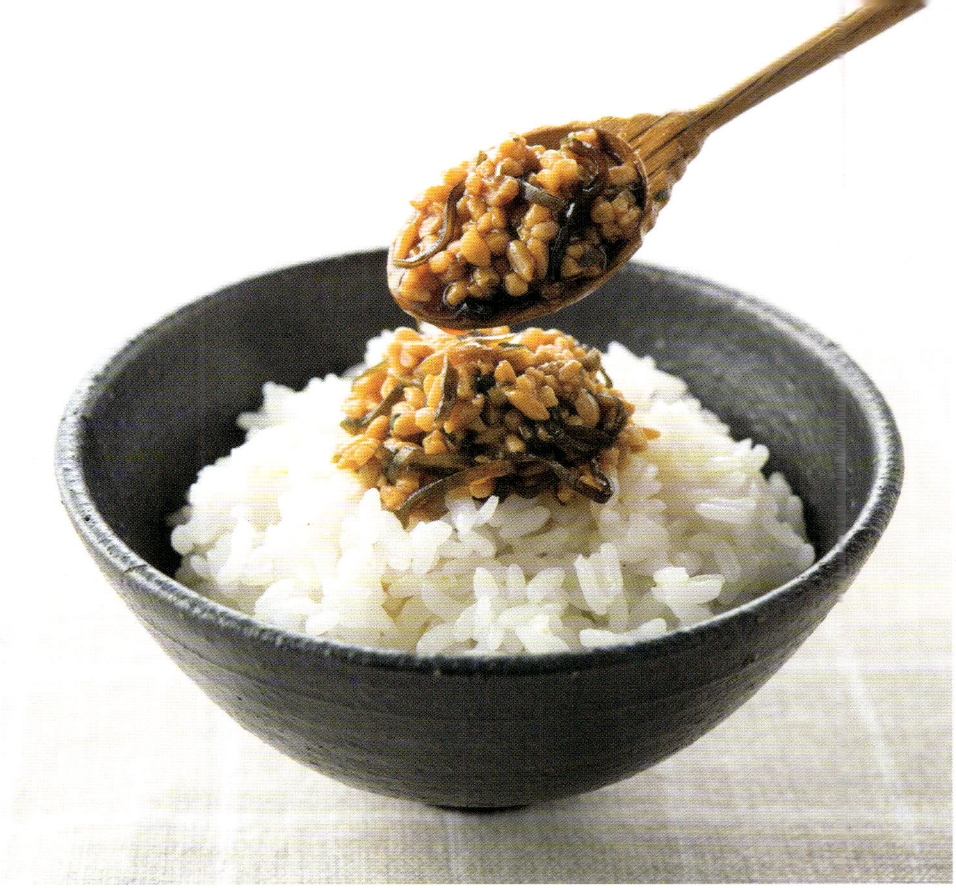

ガックリ　モヤモヤ

発散ごはん × 発散しょうゆ麹

材料（2人分）

ごはん …… 2膳分
発散しょうゆ麹 …… 大さじ2

作り方

① 器にごはんを盛り、発散しょうゆ麹をのせる。

ポイント　気の巡りを整える発散しょうゆ麹で、体を守る力（衛《え》気《き》）を高めます。

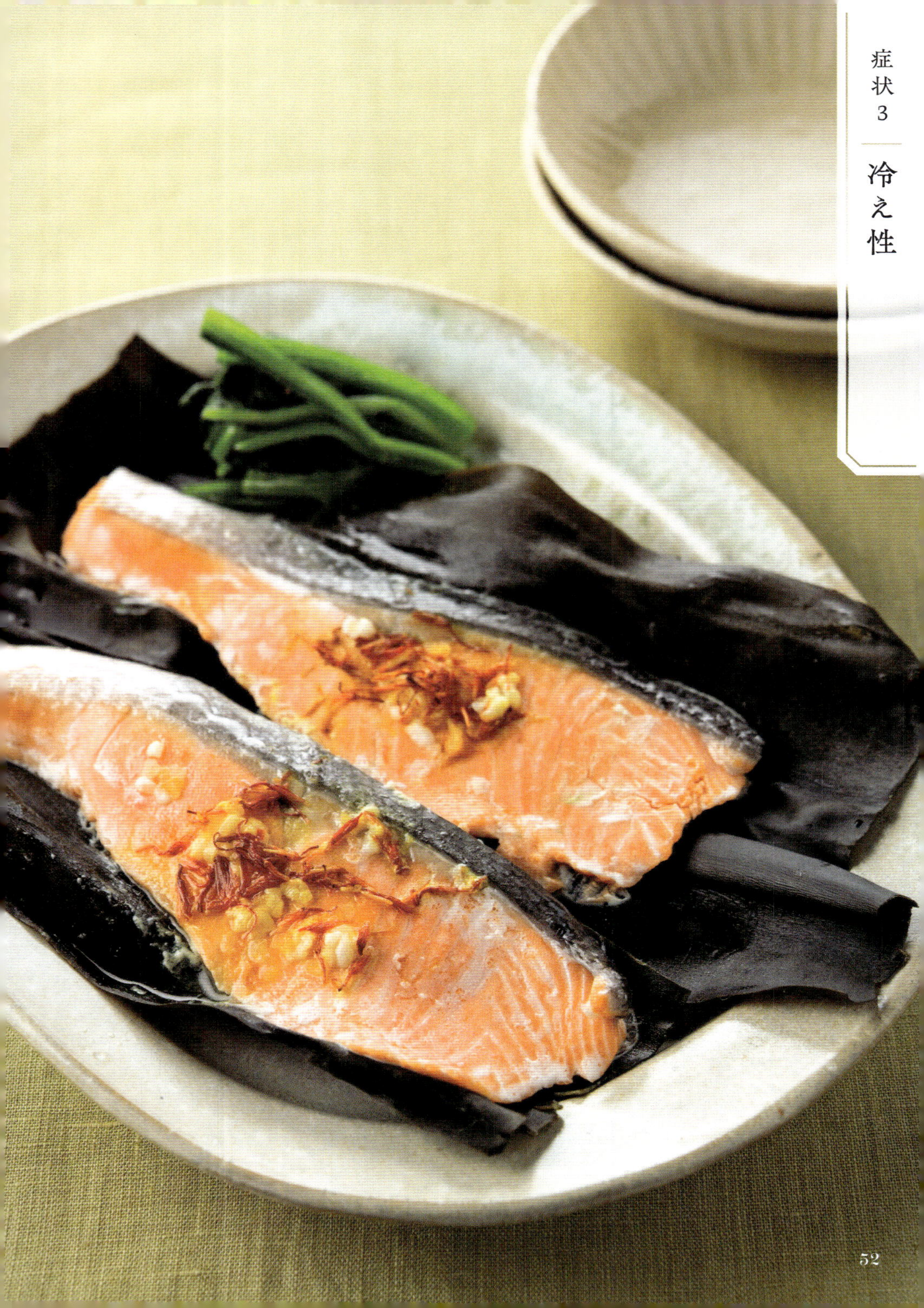

クラクラ・ブルブル

鮭のゆず昆布蒸し

× ゆず塩麹

材料（2人分）

鮭 …． 2切れ
ほうれん草 …． 1株
昆布（10㎝） …． 2～3枚
ゆず塩麹 …． 小さじ1
紅花（あれば） …． 少々

作り方

① 昆布は軽く水につけ、表面をやわらかくしておく。
② 耐熱皿に❶を敷き、鮭と5㎝長さに切ったほうれん草を並べる。
③ 鮭にゆず塩麹を塗り、あれば紅花をのせる。
④ 蒸気の上がった蒸し器で5分蒸す。または、❸にふんわりとラップをかけ、電子レンジ（600W）で約2分30秒加熱する。

ポイント 内臓を温める働きのある鮭は、冷え改善のために積極的にとりたい食材。ほうれん草は不足した血を作り、紅花は血の巡りを改善するのに役立ちます。

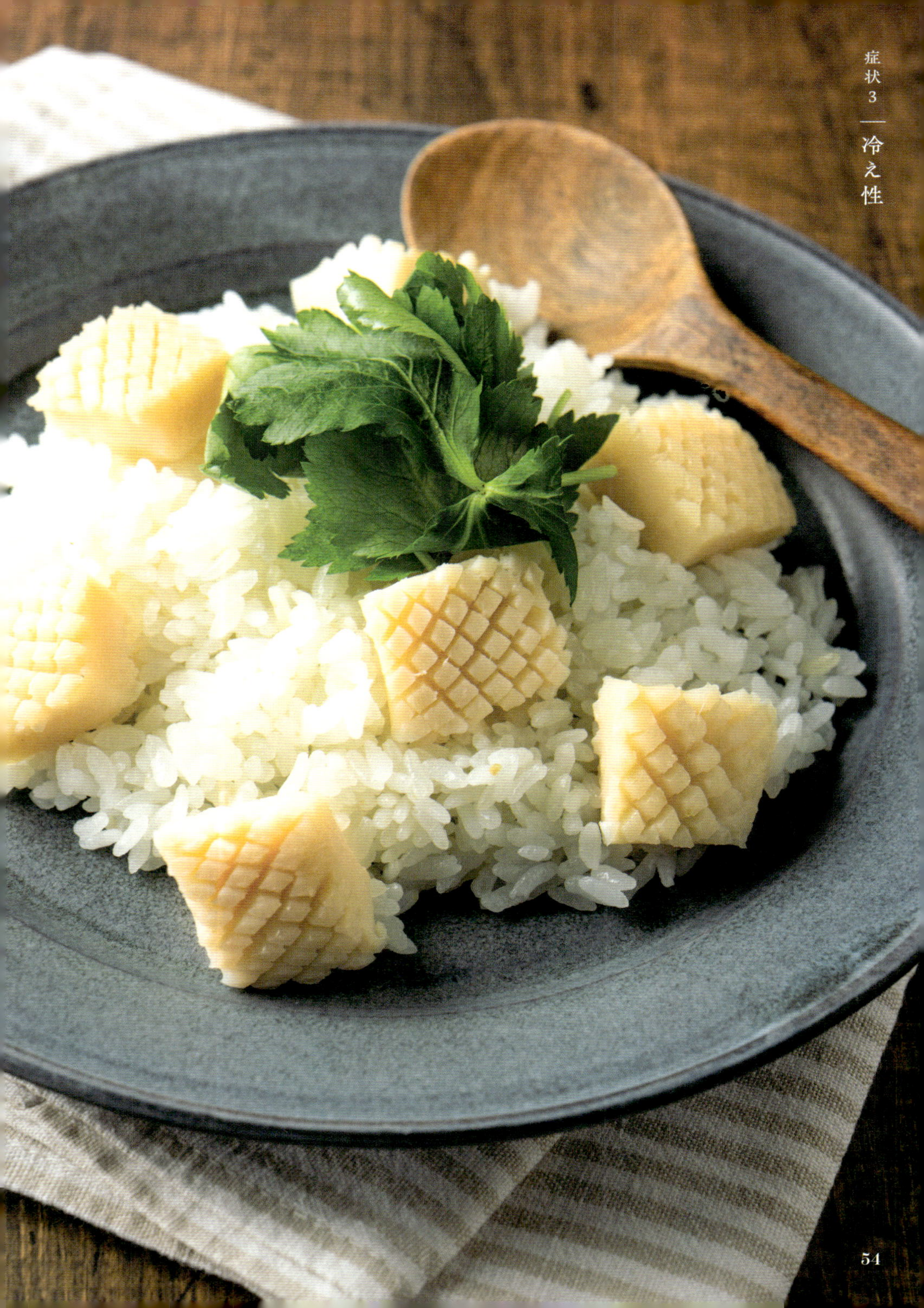

クラクラ

いかピラフ

× にんにく塩麹

材料（作りやすい分量）

いか …… 200g

米 …… 2合

A
- にんにく塩麹 …… 大さじ1
- バター …… 10g

水 …… 適量

三つ葉 …… 1/2束

作り方

① いかは表面に格子状の切り込みを入れ、食べやすい大きさに切る。

② 炊飯器の内釜に、といだ米、❶、Aを入れ、2合の目盛りまで水を注いで混ぜずに(※)炊く。

③ よく混ぜてから器に盛り、ざく切りにした三つ葉をのせる。

※ 混ぜてから炊くと炊飯中に発酵し、炊き上がりが水っぽくなることがある。

ポイント 血を作る働きのあるいかは、クラクラタイプにおすすめの食材。香りのよい三つ葉をたっぷり添えることで気を巡らせ、全身をバランスよく温めます。

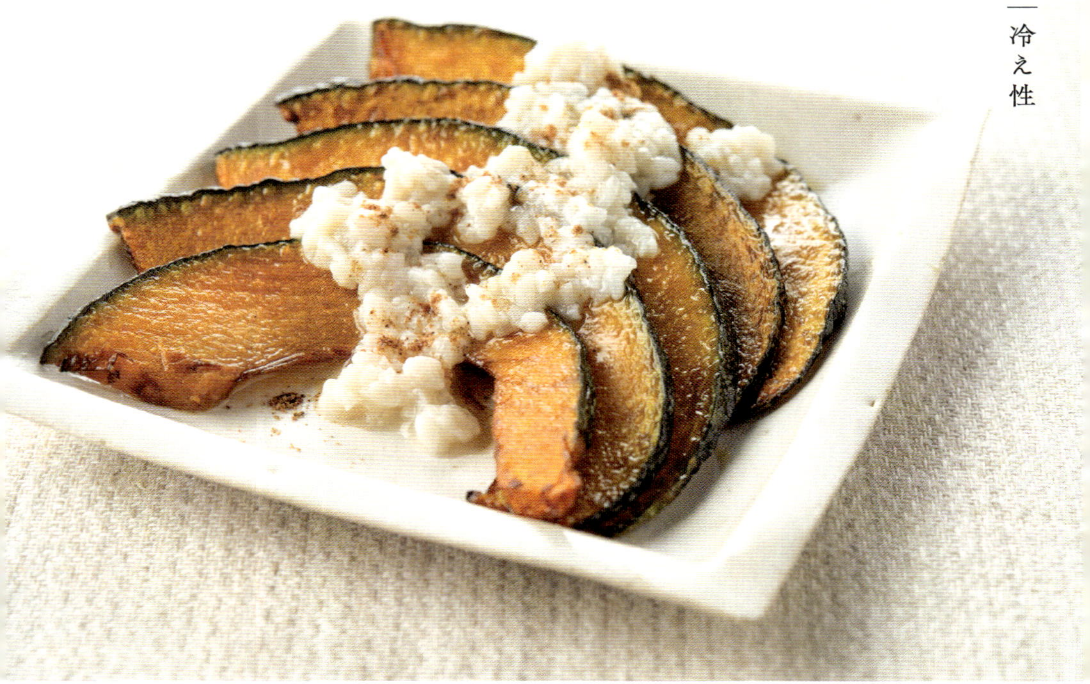

ブルブル

スイート&スパイシーかぼちゃ × 甘麹

材料（2人分）

かぼちゃ …… ¼個
甘麹 …… 大さじ2
五香粉《ウーシャンフェン》 …… 少々
揚げ油 …… 適量

作り方

① かぼちゃは種とワタを取り、皮つきのまま4～5㎜厚さに切る。
② 揚げ油を中温(170～180℃)に熱し、❶を揚げる。
③ 器に盛り、甘麹をかけて五香粉をふる。

ポイント　気を補うかぼちゃ&体を温める陽の気をもつ五香粉で、体をしっかり温めます。

ガックリ　ブルブル

パプリカのナムル

×長ねぎごま麹

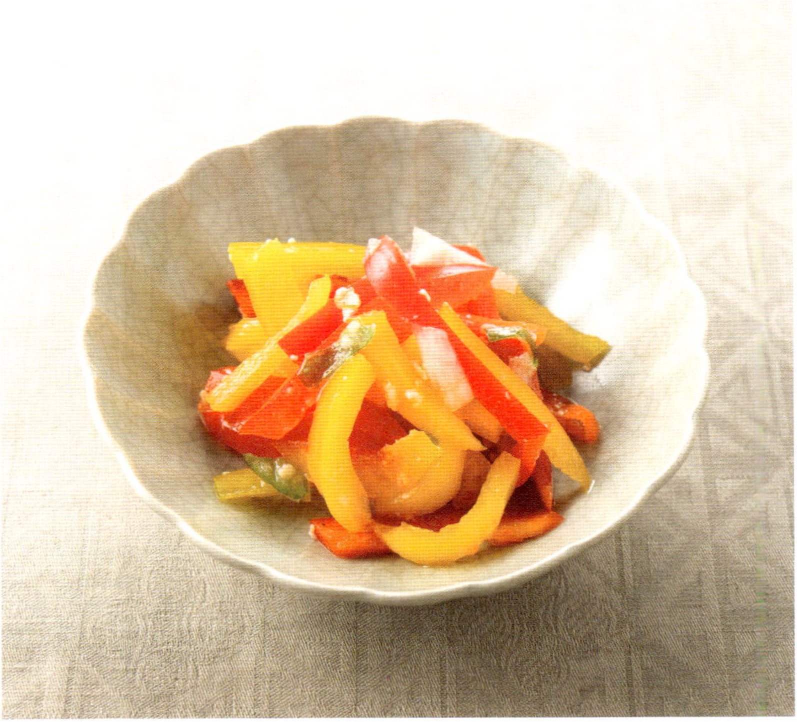

材料（2人分）

パプリカ（赤、黄）…… 各½個
長ねぎごま麹 …… 大さじ½

作り方

① パプリカを細切りにし、長ねぎごま麹であえる。

ポイント　パプリカは内臓から体を温める食材。気を補い、冷えの改善に役立ちます。

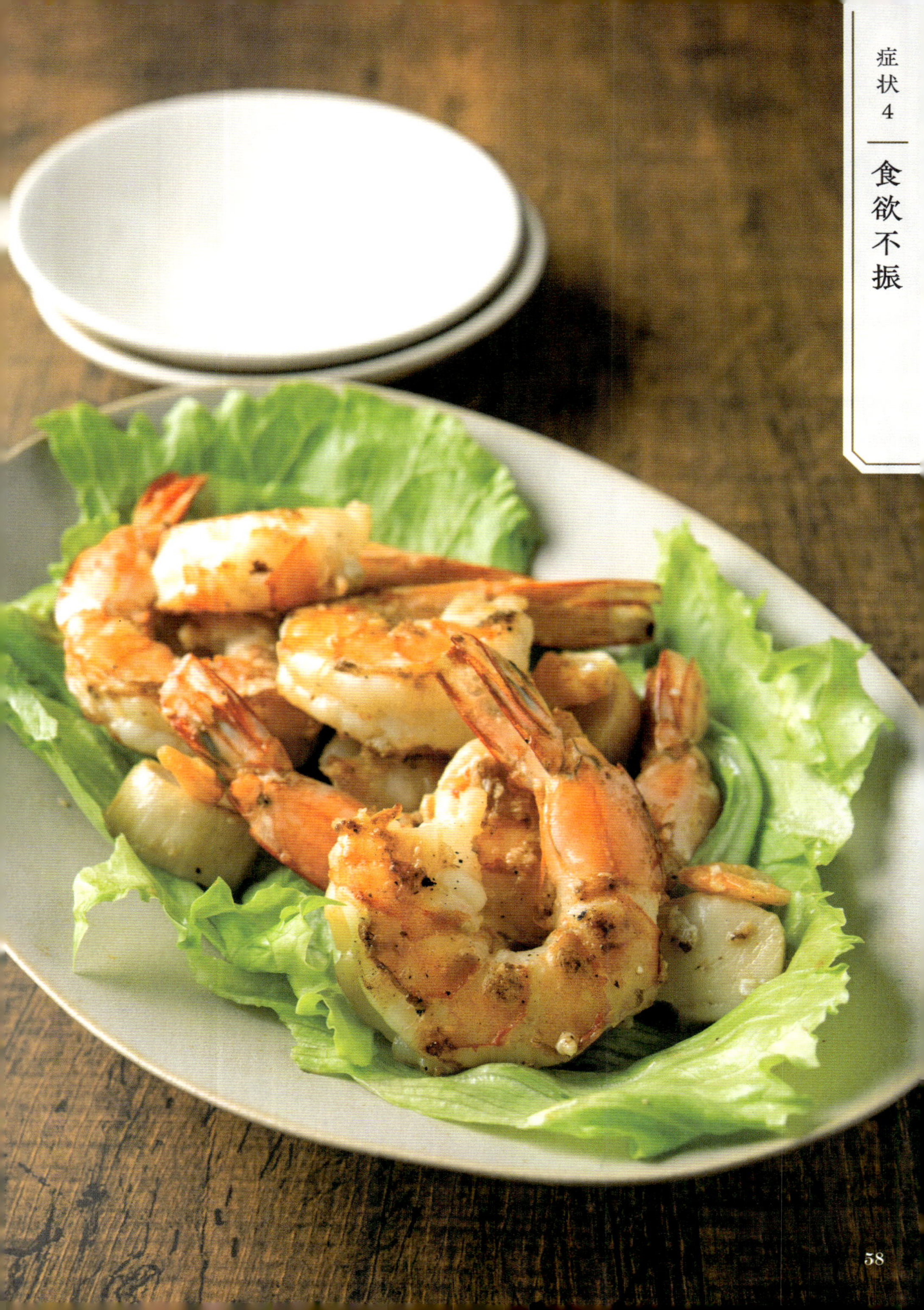

ブルブル

簡単ガーリックシュリンプ

× にんにく塩麹

材料（2人分）

えび（殻つき・ブラックタイガーなど）…… 6尾
エリンギ …… 1本
干しえび …… 5g
にんにく塩麹 …… 大さじ1
サラダ油 …… 大さじ1

作り方

① 干しえびは、分量のにんにく塩麹と混ぜておく。
② えびは尾の1節を残して殻をむき、背ワタを取る。
③ エリンギは1㎝厚さの輪切りにする。
④ フライパンにサラダ油を熱し、❷、❸を炒める。えびに焼き色がついたら、❶を加えて混ぜ合わせる。

ポイント　体を温める働きをもつ陽の気を補う食材・えびをダブル使い。陰と陽の気のバランスを整えることで、胃腸の冷えなどが原因の食欲不振を改善します。

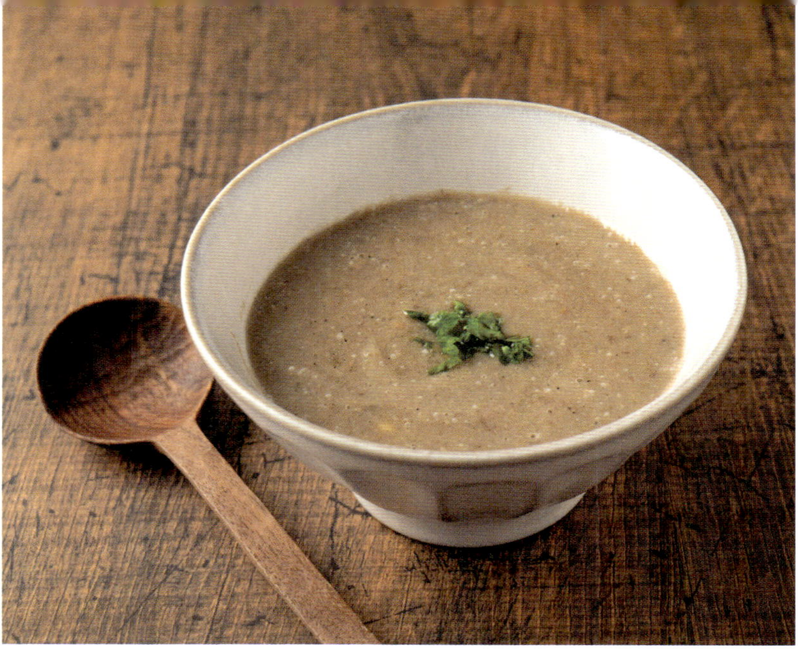

ガックリ　ブルブル

山いもとマッシュルームのポタージュ × 十日みそ

材料（2人分）

山いも（すりおろす）…． 40g
マッシュルーム（みじん切り）…． 170g
十日みそ（またはみそ）…． 大さじ2と¼
オリーブオイル …． 大さじ1
水 …． 2カップ
パセリ（みじん切り）…． 適量

作り方

① フライパンにオリーブオイルを熱し、マッシュルームをよく炒める。
② 鍋に分量の水と十日みそを入れて火にかけ、みそが溶けたら❶と山いもを加えて温める。
③ 器に盛り、パセリをちらす。

ポイント　山いもは、消化器系のケアに役立つ食材。弱った胃腸を元気にしてくれます。

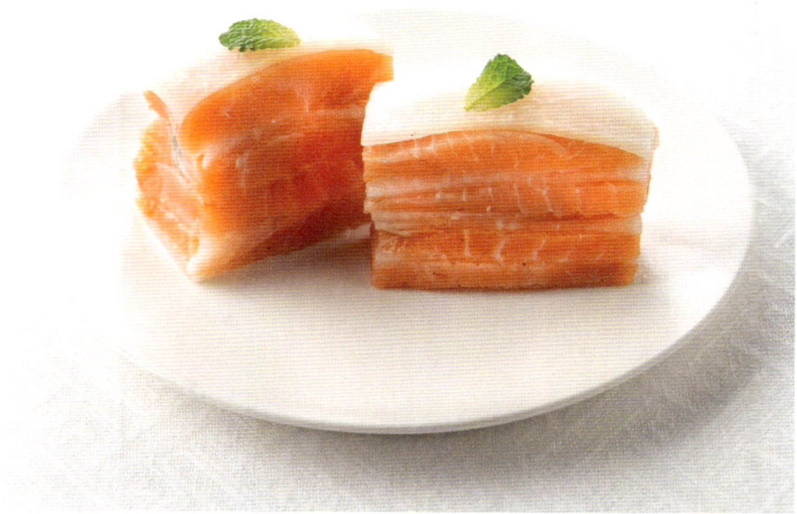

ブルブル

大根とサーモンのミルフィーユ×陳皮酢

材料（2人分）

大根（薄切り）…． 6枚
スモークサーモン（厚切りを使用）
…． 5枚
陳皮酢（または酢）…． 大さじ2
ミントの葉 …． 適量

作り方

① 大根はバットなどに入れて分量の陳皮酢を回しかけ、しんなりするまで10分ほどおく。
② ❶がしんなりしたら軽く水けをきり、大根、サーモンの順に重ねる。
③ ラップで包んで冷蔵庫で30分ほどなじませ、ラップごと切り分ける。
④ ラップを外して器に盛り、ミントを飾る。

ポイント　大根は胃の働きを助けますが、体を冷やすため、温め食材のサーモンと一緒に。

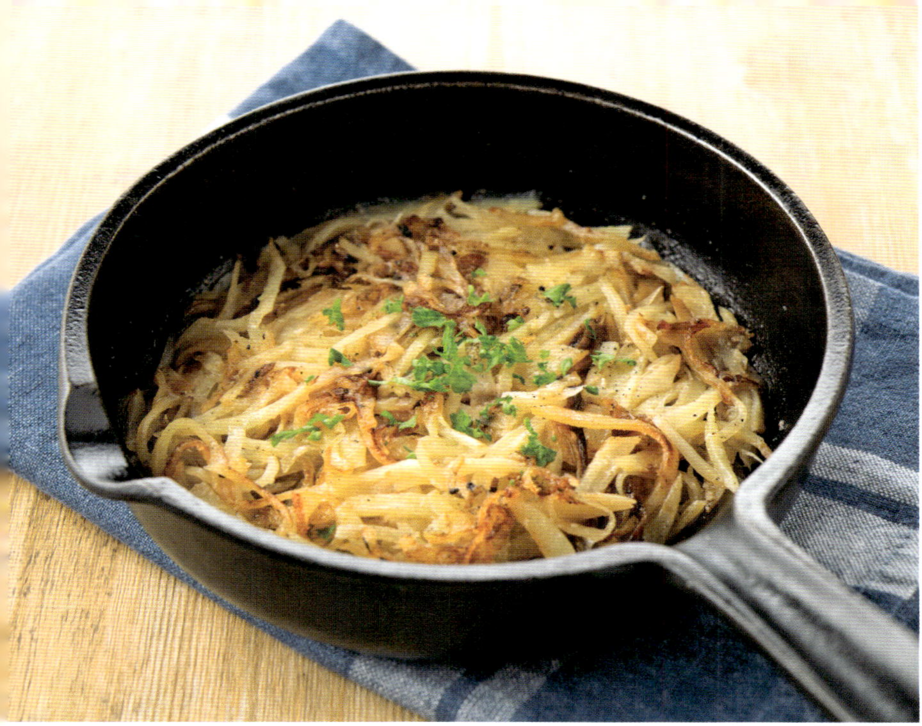

ガックリ

じゃがいものカリカリ焼き

× じゃがいも麹

材料（2人分）

じゃがいも（メークインがおすすめ）…… 2個
じゃがいも麹 …… 大さじ1と½
サラダ油 …… 大さじ2
パセリ（みじん切り）…… 適量

作り方

① じゃがいもはせん切りにし、じゃがいも麹を混ぜる。
② サラダ油を熱したスキレットやフライパンに❶を入れ、平らにのばす。
③ 両面をこんがり焼き、パセリをふる。

ポイント　じゃがいもが消化吸収に関わる脾の働きをサポートし、食欲不振を改善します。

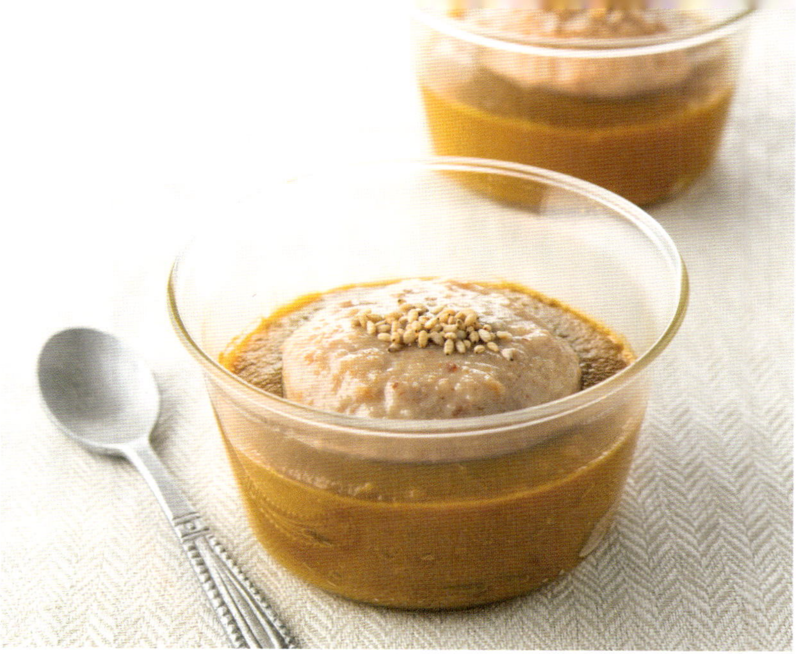

ガックリ

かぼちゃとアボカドの生プリン × ナッツ麹

材料（2人分）

かぼちゃ …… ¼個
アボカド …… 1個
バナナ …… 1本
黒糖（または砂糖） …… 50g
ナッツ麹、白炒りごま …… 各適量

作り方

① かぼちゃは種とワタ、皮を取り除いてやわらかくなるまでゆでる（電子レンジで加熱してもよい）。
② 厚手のポリ袋に❶と適当なサイズに切ったバナナ、アボカド、黒糖を入れ、つぶしながら全体を混ぜる。
③ 器に入れ、冷蔵庫で冷やす。食べる直前にナッツ麹をかけ、白ごまをふる。

ポイント　かぼちゃ、アボカド、バナナは気を補い、胃腸の働きを助けてくれる食材です。

症状5　胃もたれ

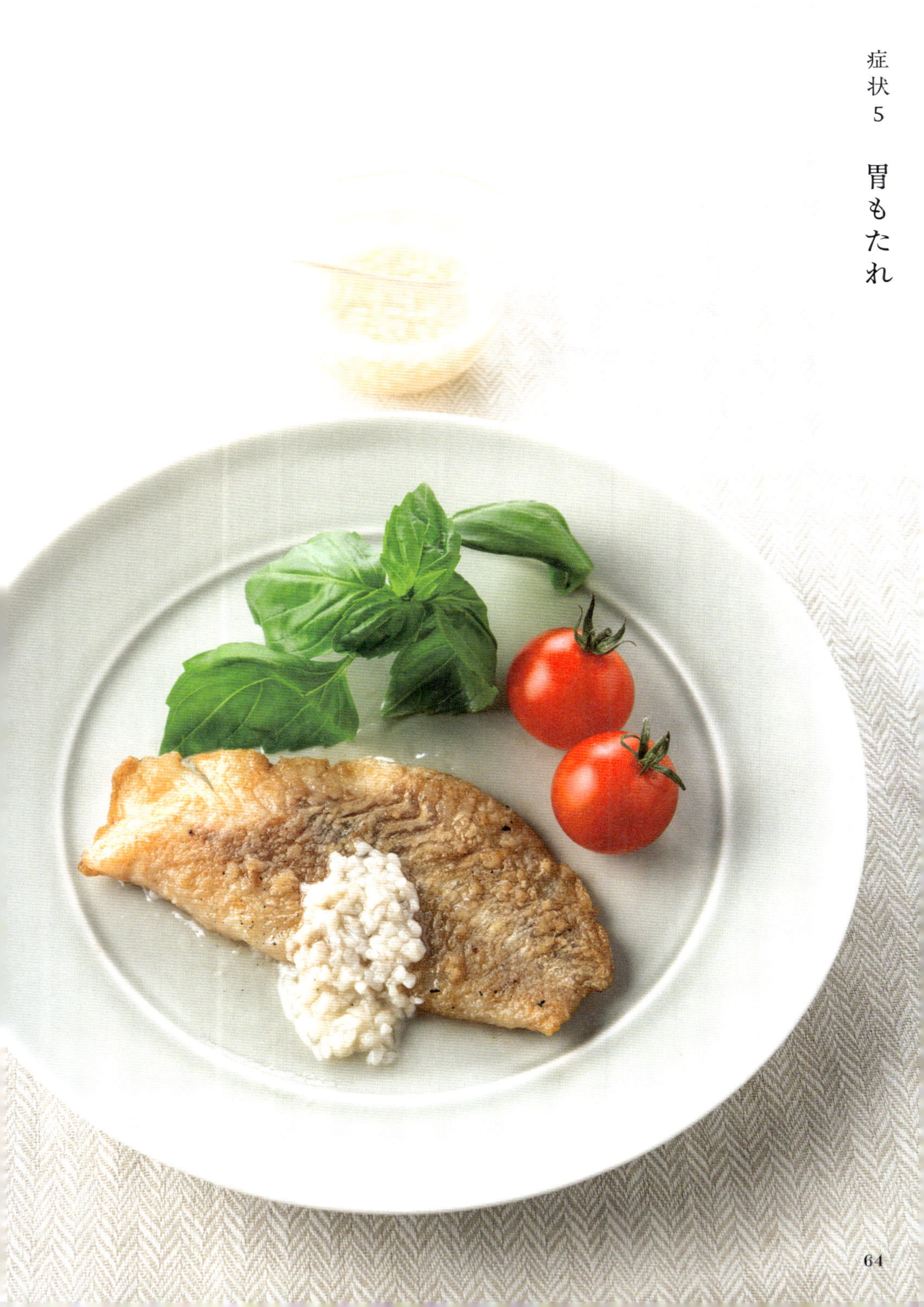

ガックリ

白身魚の塩麹ムニエル

× 塩麹

材料（2人分）

白身魚（たら、さわらなど）…… 2切れ
塩麹 …… 小さじ2
バター …… 20g
小麦粉 …… 適量
バジル、ミニトマト …… 適量

作り方

① 白身魚に小麦粉をまぶす。
② フライパンにバターを熱し、❶の両面をこんがり焼く。
③ 器に盛って塩麹をかけ、バジルとミニトマトを添える。

ポイント　白身魚には滞った気を全身に巡らせ、胃もたれを予防・改善し、消化を促進する働きがあります。さわやかな香りのバジルは、胃の働きを高めるのにも役立ちます。

ブルブル

コーン粥 × しょうが塩麹

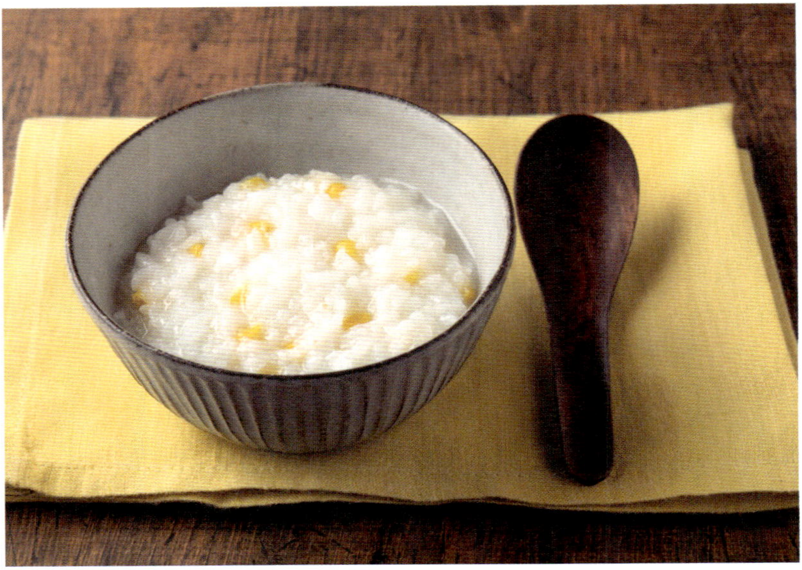

材料（作りやすい分量）

とうもろこし（ゆでて粒を外す。水煮や冷凍でもよい）…… 50g
米 …… 1合
しょうが塩麹 …… 大さじ2
水 …… 7と½カップ

作り方

① 鍋にといだ米と分量の水を入れて火にかけ、沸騰したら混ぜて弱火にする。少し隙間をあけてふたをし、30分ほど加熱する。

② とうもろこしは仕上げ用に少量を取り分け、残りは粗く刻む。

③ ❶が好みのかたさになったら刻んだとうもろこしとしょうが塩麹を加えて混ぜる。

④ 器に盛り、仕上げ用のとうもろこしをちらす。

ポイント　とうもろこしは体内の余分な水を流し、米とともに消化器系の働きを助けます。

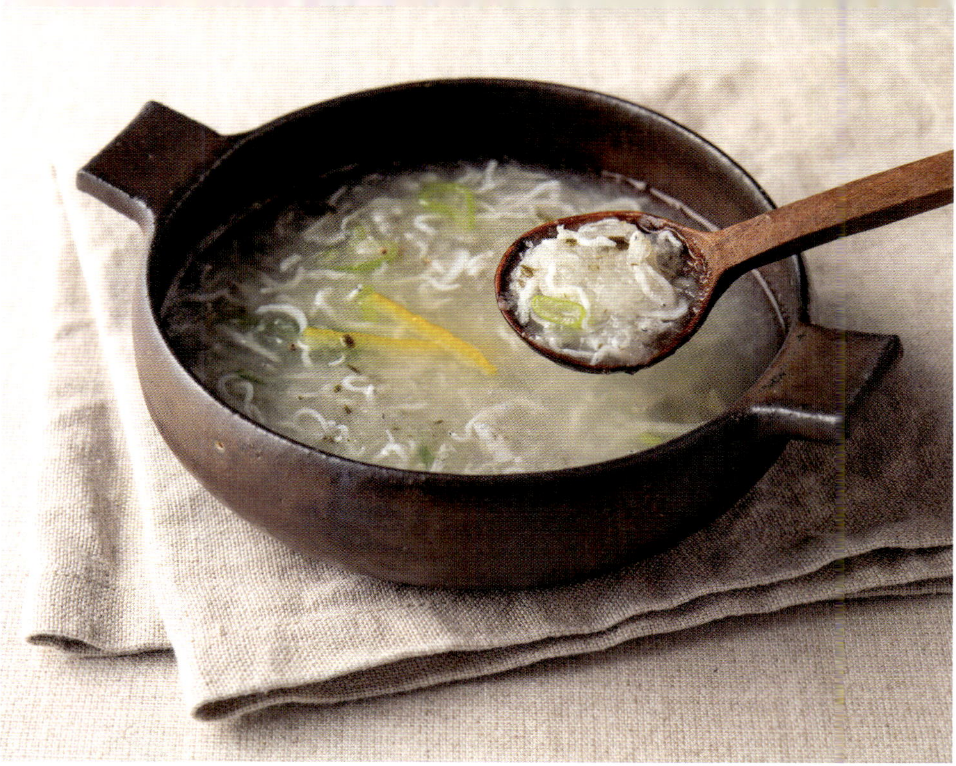

ガックリ

うま塩みぞれスープ

× うま塩麹

材料（2人分）

大根（すりおろす）…… 1/5本

A
- うま塩麹 …… 大さじ1
- しらす干し …… 50g

長ねぎ（小口切り）…… 5cm

水 …… 2カップ

ゆずの皮（せん切り）…… 適量

作り方

① 鍋に分量の水を入れ、沸騰したら軽く水けをきった大根とAを加えてひと煮立ちさせる。

② 器に盛り、長ねぎとゆずの皮をちらす。

ポイント　大根は消化器系にこもった熱を冷まして消化を助け、胃をすっきりさせます。

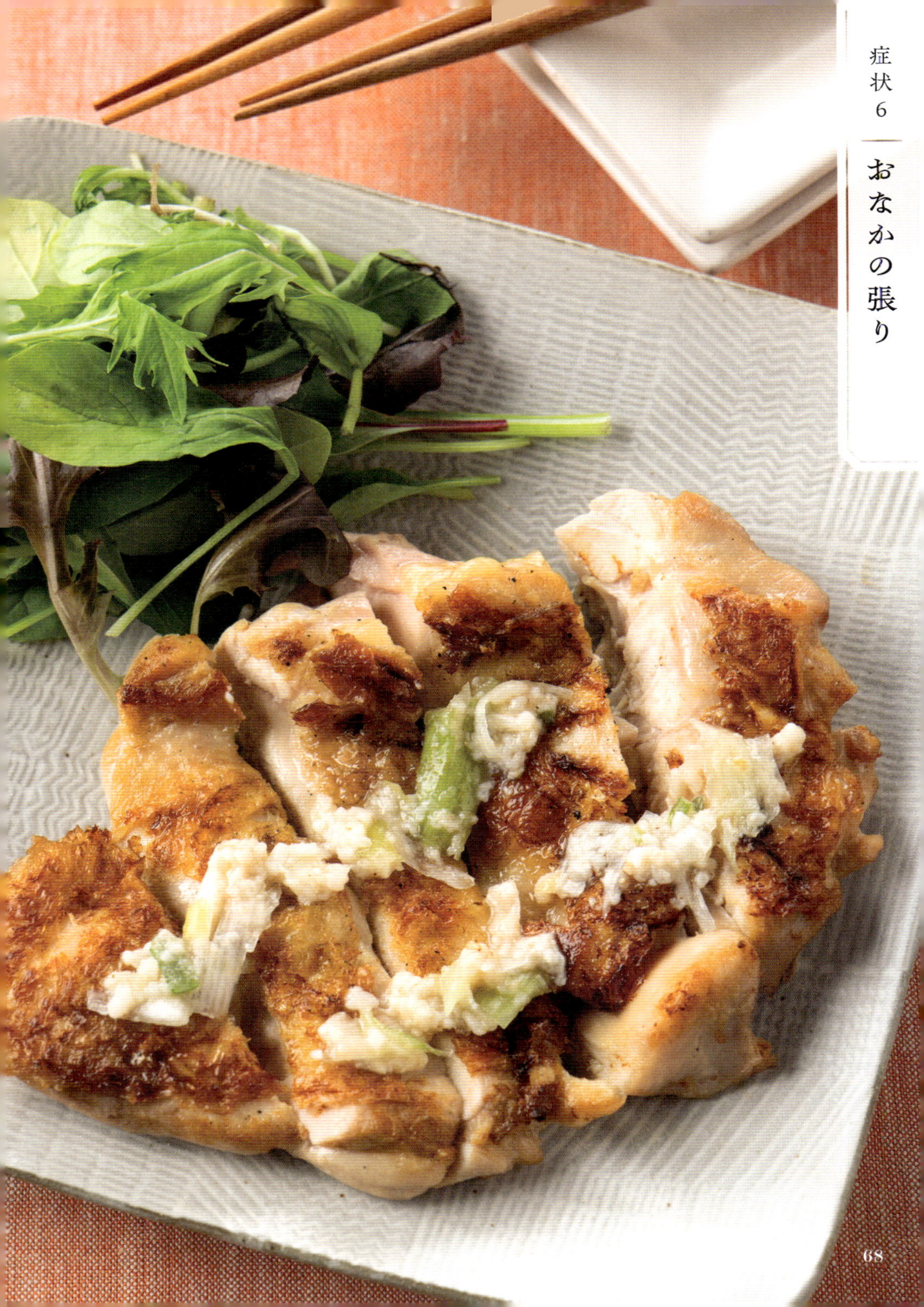

ガックリ　モヤモヤ

鶏肉のパリパリソテー ねぎごまソース

× 長ねぎごま麹

材料（2人分）

鶏もも肉 …… 小2枚
長ねぎごま麹 …… 大さじ4
ベビーリーフ …… 適量

作り方

① フライパンに鶏肉の皮目を下にして入れ、弱火で焼く。
② 皮がパリッとしたら裏返し、中まで火を通す。
③ 食べやすく切り分けて器に盛り、長ねぎごま麹をかけてベビーリーフを添える。

ポイント　鶏肉には、気を補っておなかを温める効果があります。同様におなかを温める長ねぎには、気の巡りをよくすることで消化器系の働きを整える力もあります。

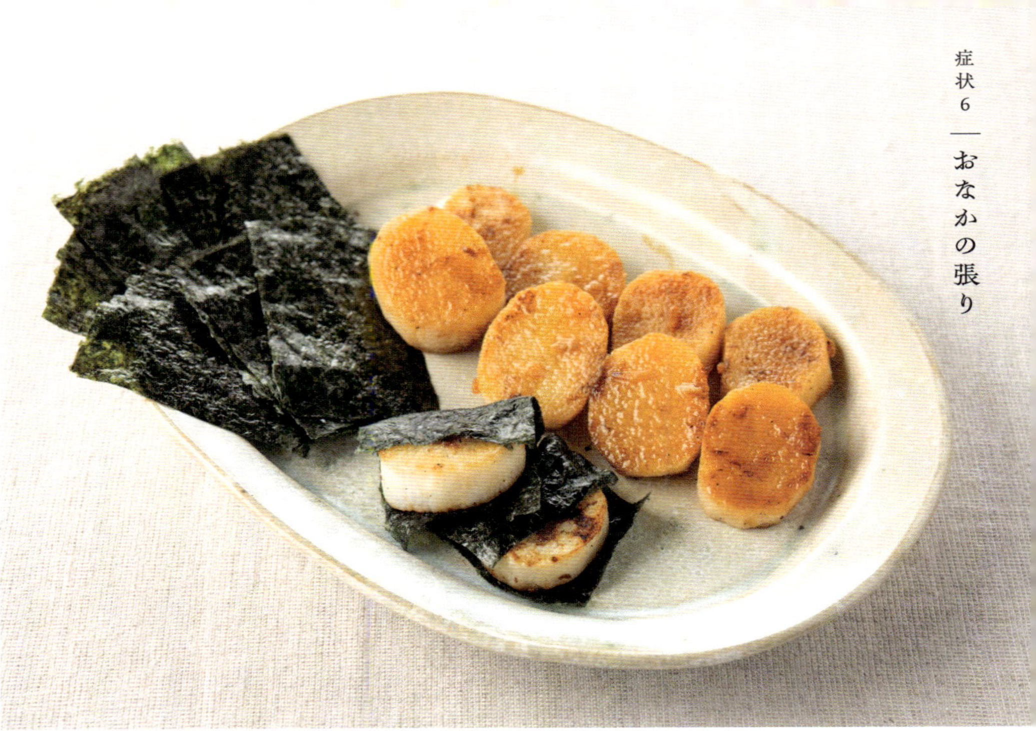

ガックリ　モヤモヤ

長いもの磯辺焼き

× しょうゆ麹

材料（2人分）

長いも …. 15cm
焼きのり（おにぎり用）…. 5枚
しょうゆ麹 …. 大さじ1と½
サラダ油 …. 大さじ2

作り方

① 長いもは皮をむき、10等分に切り分ける。
② 焼きのりは、長さを半分に切る。
③ フライパンにサラダ油を熱して❶の両面を焼き、火を止める直前にしょうゆ麹を加えてからめる。
④ のりとともに器に盛る。

ポイント　胃腸の働きを高める長いもは、さまざまなおなかの不調の改善に役立ちます。

ガックリ　モヤモヤ

さつまいものミルクスムージー

× さつまいも麹

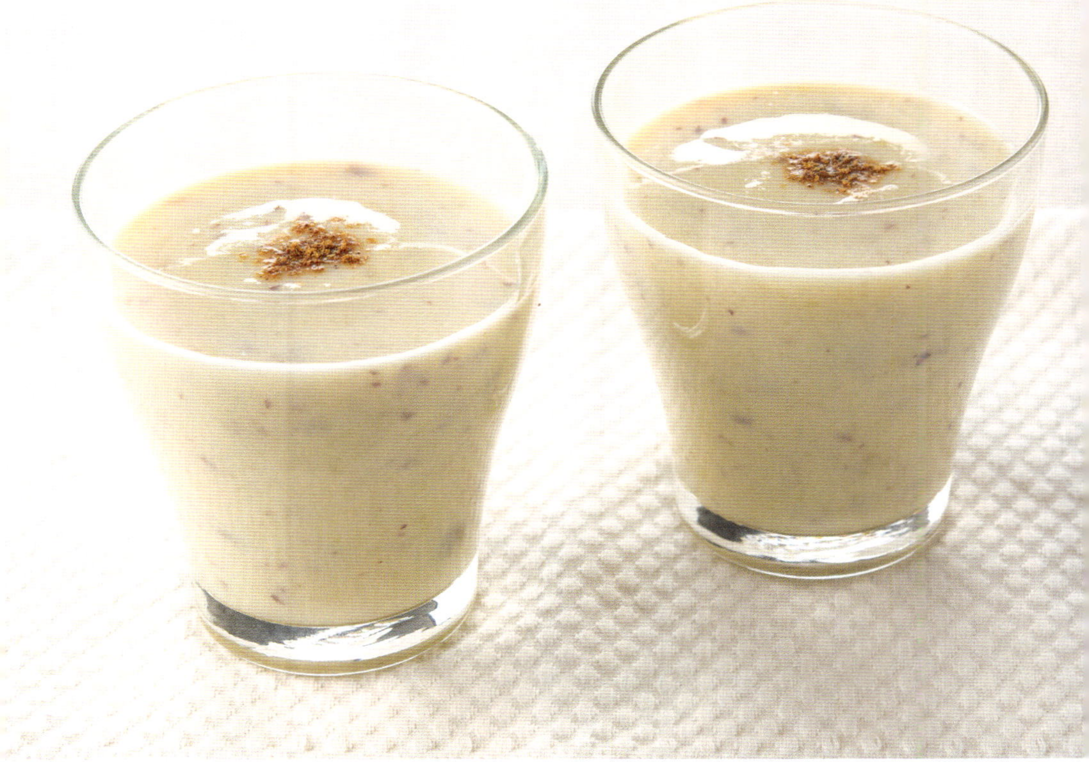

材料（2人分）

牛乳 …… ½カップ
さつまいも麹 …… ¾カップ
シナモン（好みで） …… 少々

作り方

① 牛乳とさつまいも麹をよく混ぜて冷やす。
② グラスに注ぎ、好みでシナモンをふる。

ポイント　さつまいもには消化器系の働きを高めるほか、気を補う作用もあります。

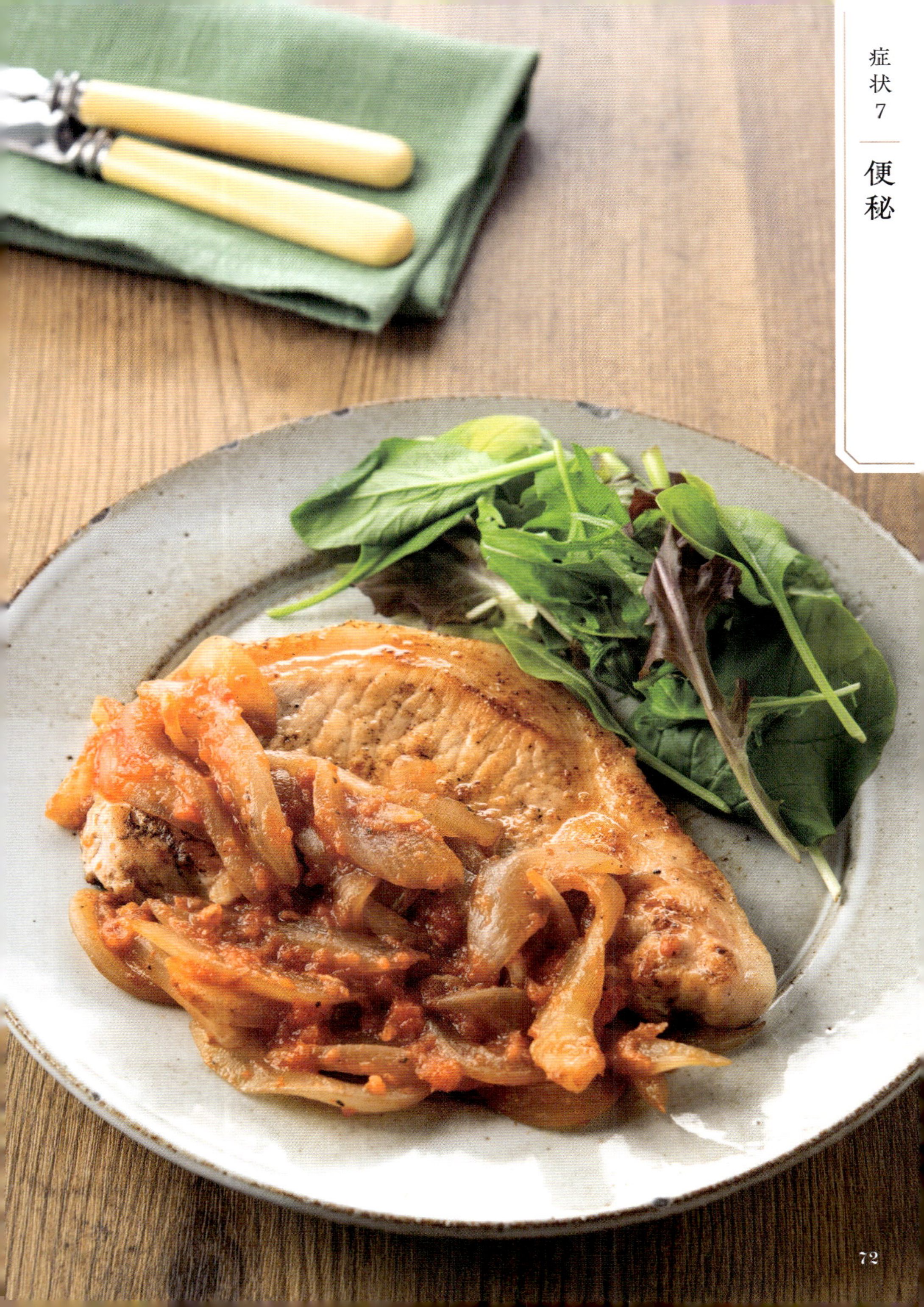

カラカラ

玉ねぎたっぷりポークチャップ

× ケチャップ麹

材料（2人分）

豚ロース厚切り肉 …… 2枚
玉ねぎ（薄切り） …… 3/4個
ケチャップ麹 …… 大さじ2
サラダ油 …… 大さじ2
ベビーリーフ …… 適量

作り方

① フライパンにサラダ油を熱し、豚肉の両面を焼いて器に盛る。
② 豚肉を取り出したフライパンに玉ねぎを入れて炒め、しんなりしたらケチャップ麹を加えてさらに炒める。
③ ❷を❶にかけ、ベビーリーフを添える。

ポイント
便秘の原因のひとつが、体を潤す水が不足すること。豚肉は泌尿器系などに関わる腎の働きを高め、体内の水のバランスを整えるのに役立ちます。

ガックリ

ごぼうの炊き込みごはん

× うま塩麹

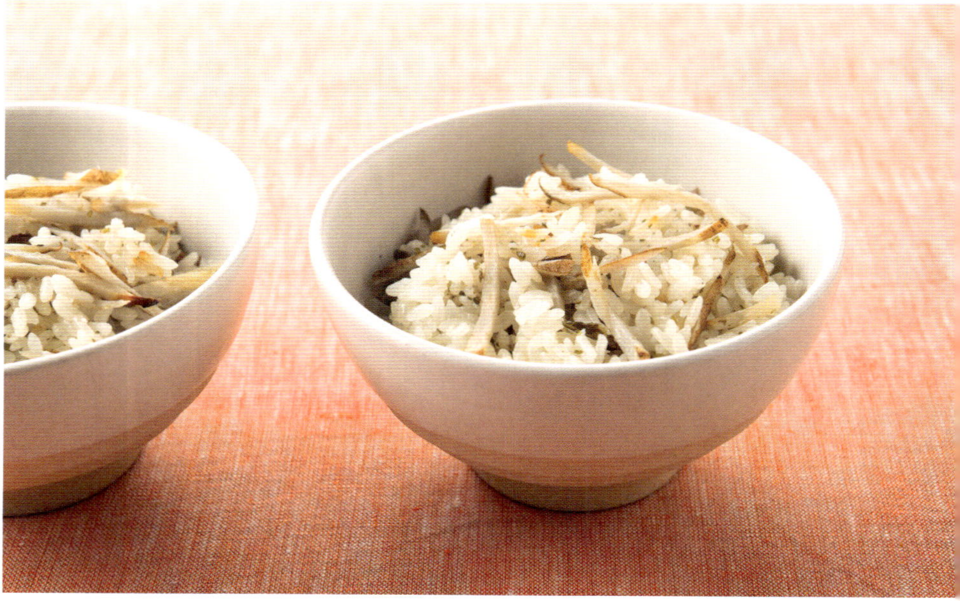

材料（作りやすい分量）

ごぼう …. ¾本(150g)

米 …. 2合

うま塩麹 …. 小さじ1

水 …. 適量

作り方

① ごぼうはせん切りにし、水にさらす。

② 米をといで炊飯器の内釜に入れ、2合の目盛りまで水を入れる。

③ 水けをきった❶を加え、うま塩麹をのせて混ぜずに(※)炊く。

④ 盛りつける前に、全体をよく混ぜる。

※ 混ぜてから炊くと炊飯中に発酵し、炊き上がりが水っぽくなることがある。

ポイント ごぼうは体のほてりや炎症を防ぎ、胃の働きを助けて水分代謝も整えます。

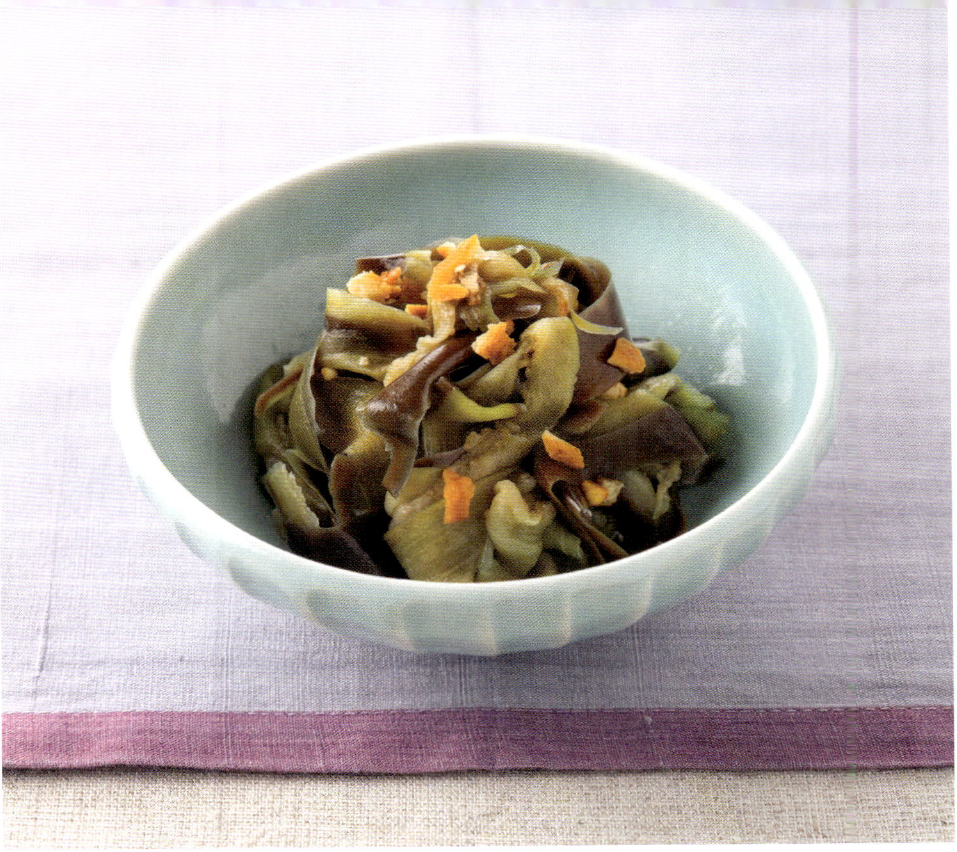

カラカラ　アツアツ

なすそうめんの酢のもの

× 陳皮酢

材料（2人分）

なす …… 1個

A
- 陳皮酢（または酢）…… 大さじ2
- 砂糖 …… 大さじ1
- しょうゆ …… 大さじ½

作り方

① なすはピーラーで細く切る。熱湯でさっとゆで、水にさらす。

② ❶の水けをしっかりきり、混ぜ合わせたAであえる。

ポイント　なすは体の熱を冷まして腸の乾燥を改善し、お通じを整えます。

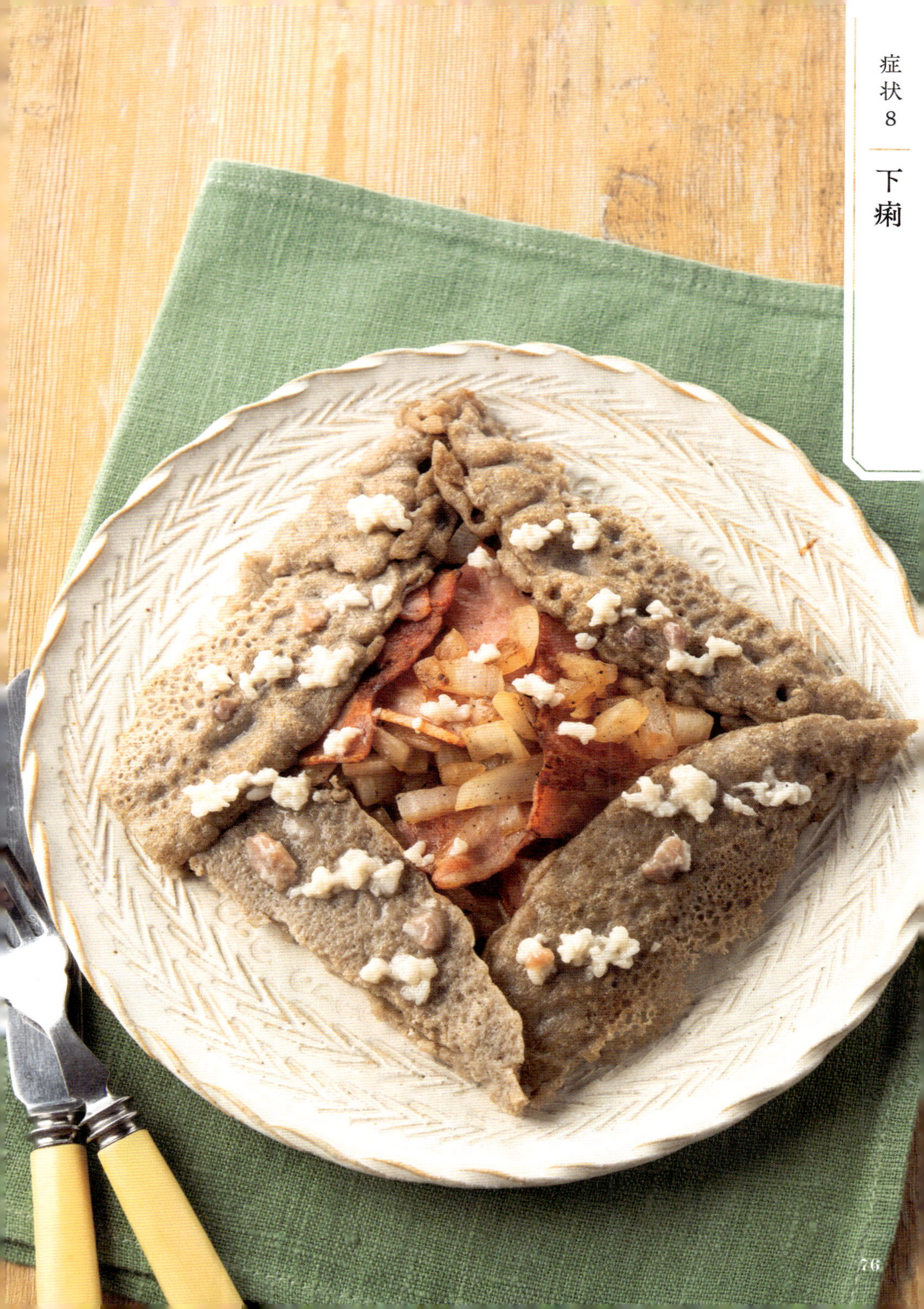

ガックリ

ベーコンと玉ねぎのガレット

× 塩麹

材料（2人分）

ベーコン …． 4枚
玉ねぎ …． 1と½個
A　そば粉 …． 40g
　　水 …． 1カップ
塩麹 …． 大さじ1と½
サラダ油 …． 小さじ2

作り方

① ガレットを焼く。ボウルにAを入れて混ぜ合わせる。
② フライパンにサラダ油の半量を熱して❶の半量を流し入れ、薄くのばして両面を焼く。同様に、もう1枚焼く。
③ 玉ねぎは5㎜幅に切り、ベーコンは1枚を3～4等分に切る。
④ フライパンを熱して❸を炒め、塩麹の半量を加える。
⑤ ❷のガレットを器に置き、それぞれ❹の半量をのせて包む。仕上げに残りの塩麹をかける。

ポイント　気が不足すると消化器系の働きが弱まり、下痢の原因になることが。玉ねぎやそばは、消化器系を司る脾のパワーを高めるのに役立ちます。

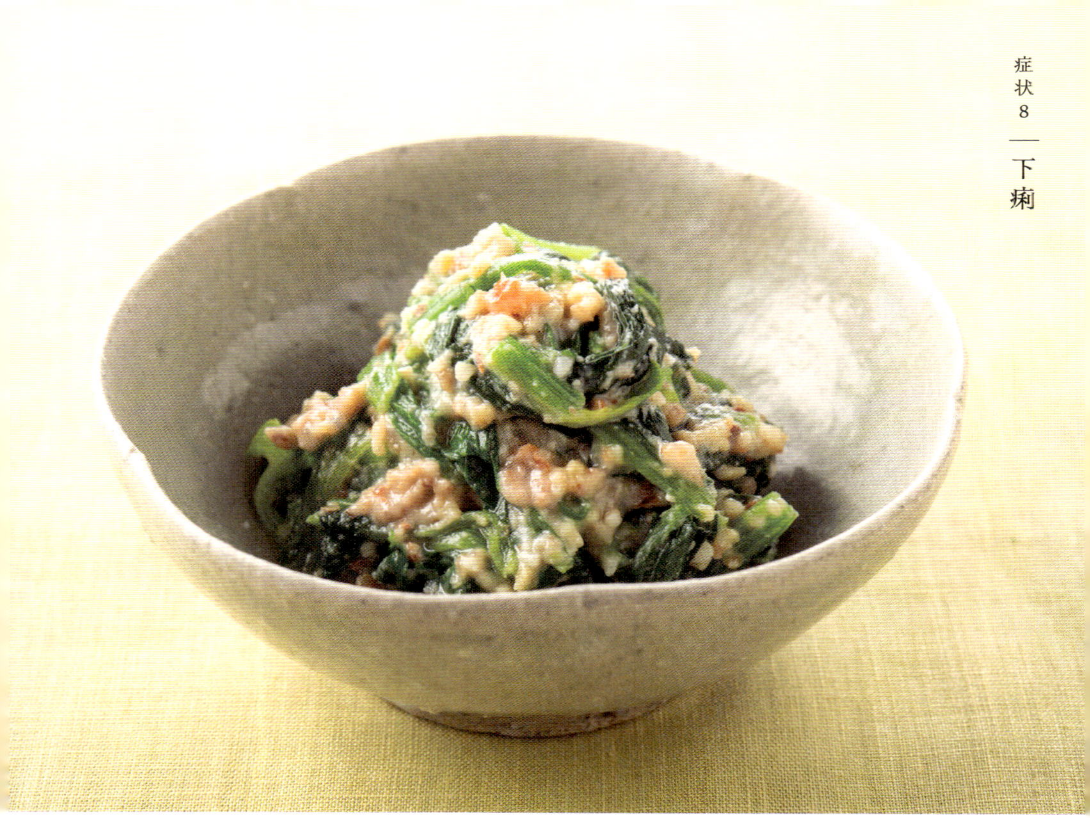

ブルブル

ほうれん草のナッツあえ

× ナッツ麹

材料（2人分）

ほうれん草 …… 1束

A
- ナッツ麹 …… 大さじ4
- みそ …… 大さじ4

塩 …… 1つまみ

作り方

① ほうれん草は分量の塩を加えたたっぷりの熱湯でゆで、冷水にさらしてから水けをきる。

② ❶を3㎝長さに切り、混ぜ合わせたAであえる。

ポイント くるみやピーナッツなどのナッツ類には、胃腸の働きを高める作用があります。

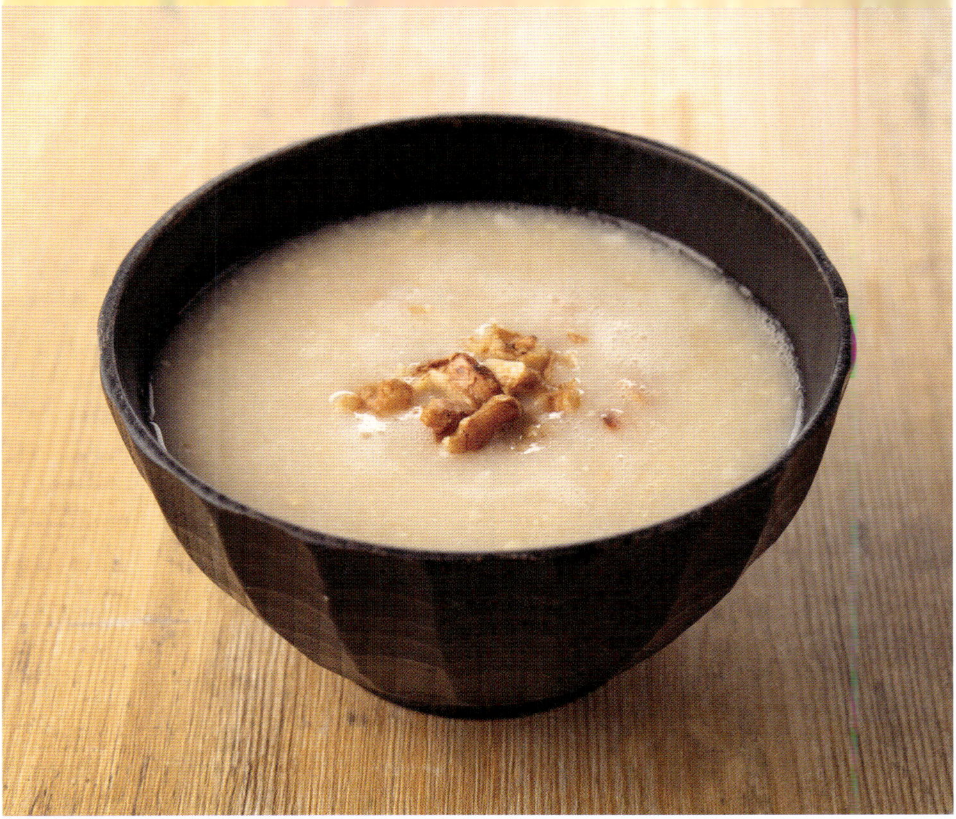

ブルブル

くるみ入りとろろ汁

× 十日みそ

材料（2人分）

A
- 山いも（すりおろす）…… 130g
- 十日みそ（またはみそ）…… 大さじ4
- 水 …… 270mℓ

くるみ …… 20g

作り方

① 鍋にAを入れ、みそを溶かしながらひと煮立ちさせる。
② 器に盛り、砕いたくるみをちらす。

ポイント　山いもとくるみは胃腸の機能を整え、下痢を改善するのに役立ちます。

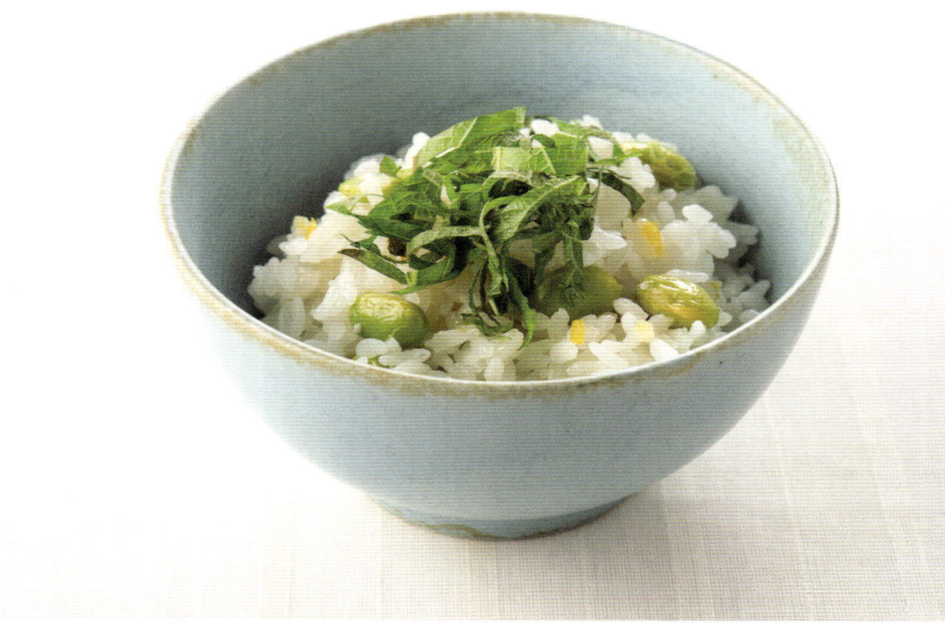

ガックリ

香り枝豆ごはん

× ゆず塩麹

材料（作りやすい分量）

枝豆（ゆでてさやから出す）
…… 80g
米 …… 2合
ゆず塩麹 …… 大さじ1と½
青じそ（せん切り）…… 5枚
水 …… 適量

作り方

① 米をといで炊飯器の内釜に入れ、2合の目盛りまで水を入れる。
② 枝豆を加え、ゆず塩麹をのせて混ぜずに（※）炊く。
③ よく混ぜてから器に盛り、青じそをのせる。

※ 混ぜてから炊くと炊飯中に発酵し、炊き上がりが水っぽくなることがある。

ポイント 枝豆と青じそには、余分な水を体の外に排出して下痢を改善する働きが。

ガックリ

みかんジャスミンティー
×甘麹

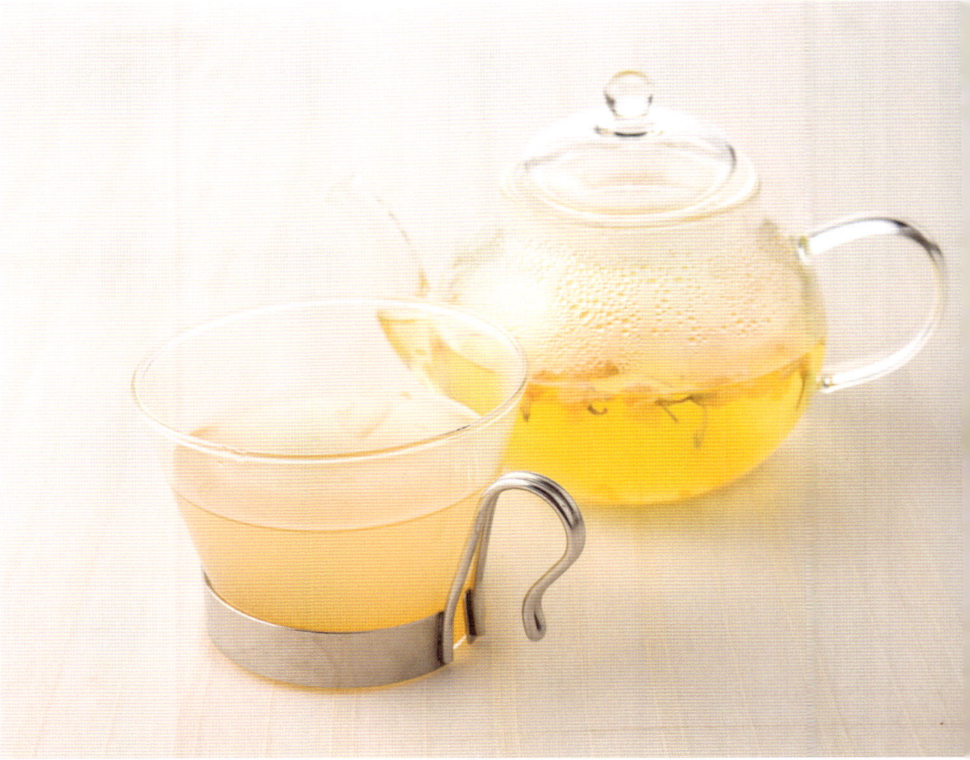

材料（作りやすい分量）

A
- ジャスミン …… 大さじ1
- みかん果汁 …… 小さじ1
- 甘麹 …… 大さじ$\frac{2}{3}$

熱湯 …… 2カップ

作り方

① ティーポットにＡを入れ、分量の熱湯を注ぐ。

② 2～3分蒸らし、軽く混ぜてからカップに注ぐ。

ポイント　体を温めるみかんと水を流すジャスミンで、冷え＆下痢を改善します。

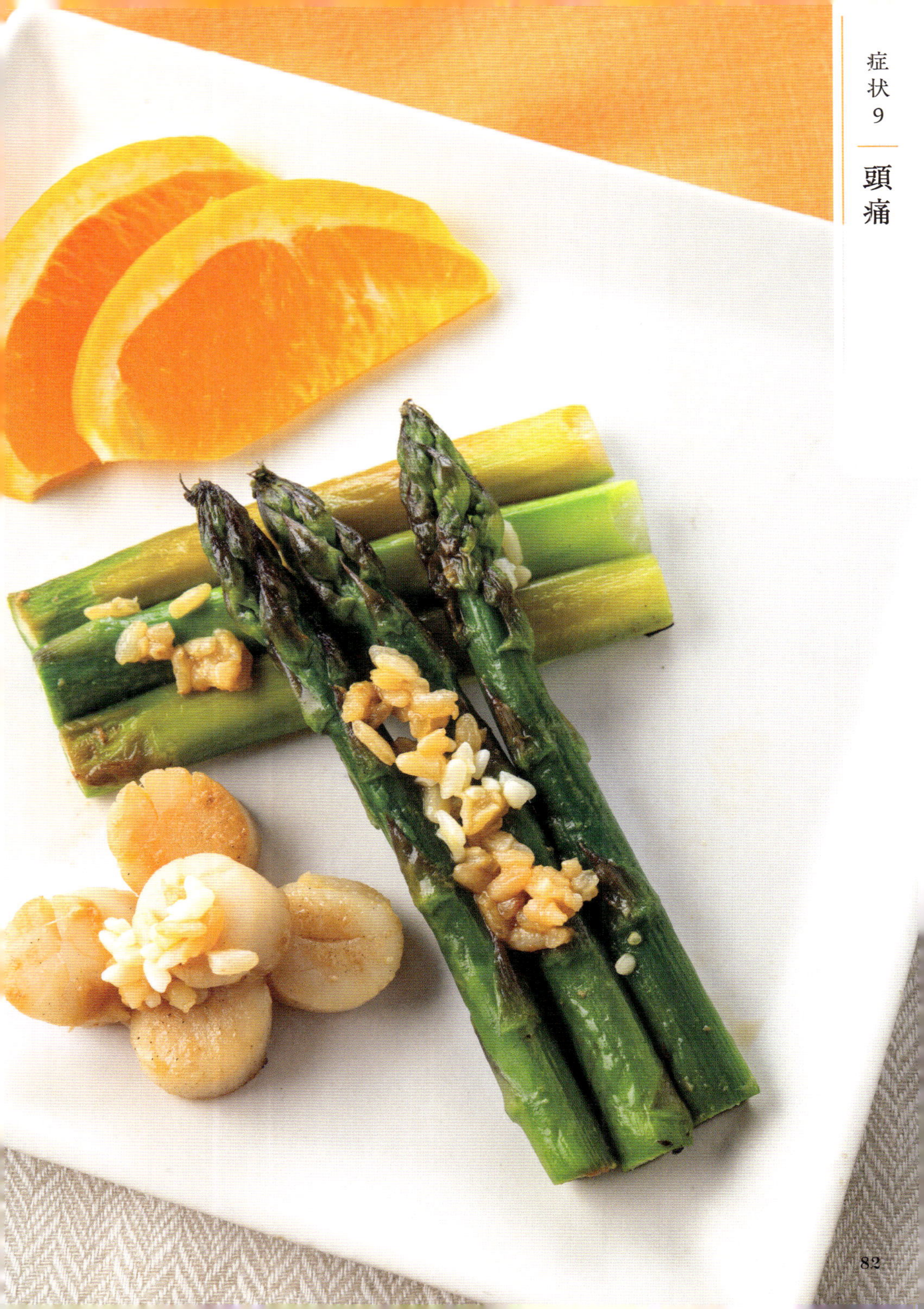

クラクラ

帆立と グリーンアスパラのソテー

× 塩麹

材料（2人分）

帆立貝柱 …… 10個

グリーンアスパラガス …… 6本

A
- オレンジ果汁 …… 大さじ⅔
- 塩麹 …… 小さじ2

サラダ油 …… 大さじ1

オレンジ …… 適量

作り方

① アスパラガスは長さを半分に切る。

② フライパンにサラダ油を熱し、帆立と❶を焼く。

③ 器に盛って混ぜ合わせたAをかけ、オレンジを添える。

ポイント 頭痛の原因のひとつが、体内の循環が乱れて気が頭に上ってしまうこと。帆立で気を下げ、アスパラガスで熱を冷まして頭痛を和らげます。

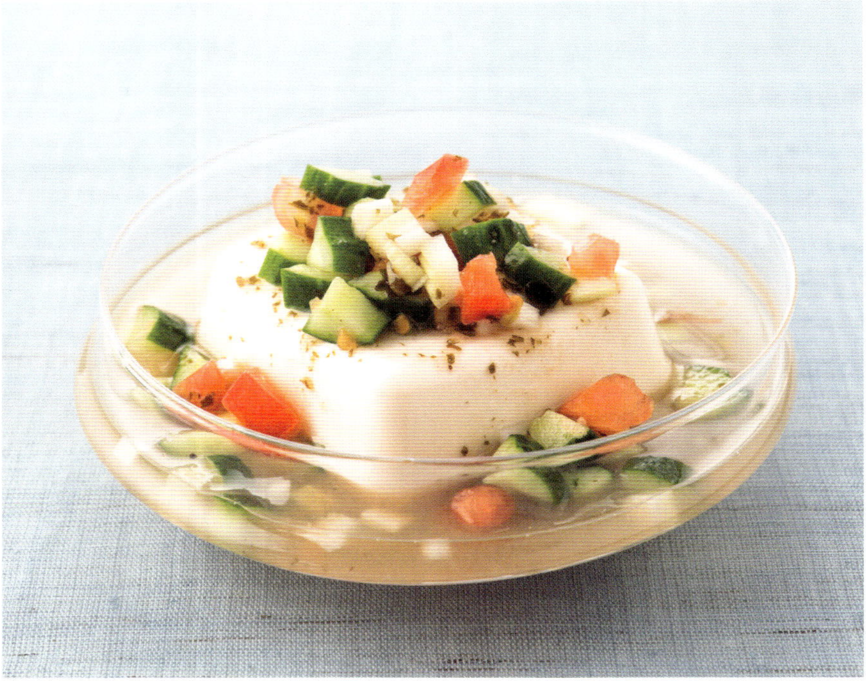

ガックリ　モヤモヤ　アツアツ

ひんやり野菜やっこ
×うま塩麹

材料（2人分）

豆腐（絹ごし）…… 大1丁

A
- トマト …… ½個
- きゅうり …… 1本
- セロリ …… ½本

B
- うま塩麹 …… 大さじ2
- 水 …… 2カップ

作り方

① Aはすべて5㎜角に切る。

② 器に混ぜ合わせたBを半量ずつ入れ、それぞれに半分に切った豆腐を盛る。

③ Aを均等にのせ、食べる直前まで冷蔵庫で冷やしておく。

ポイント　豆腐ときゅうりなどの夏野菜には、頭に滞っている気を下げる作用があります。

ガックリ　モヤモヤ

ささみの香味あえ

× 玉ねぎのオイル漬け

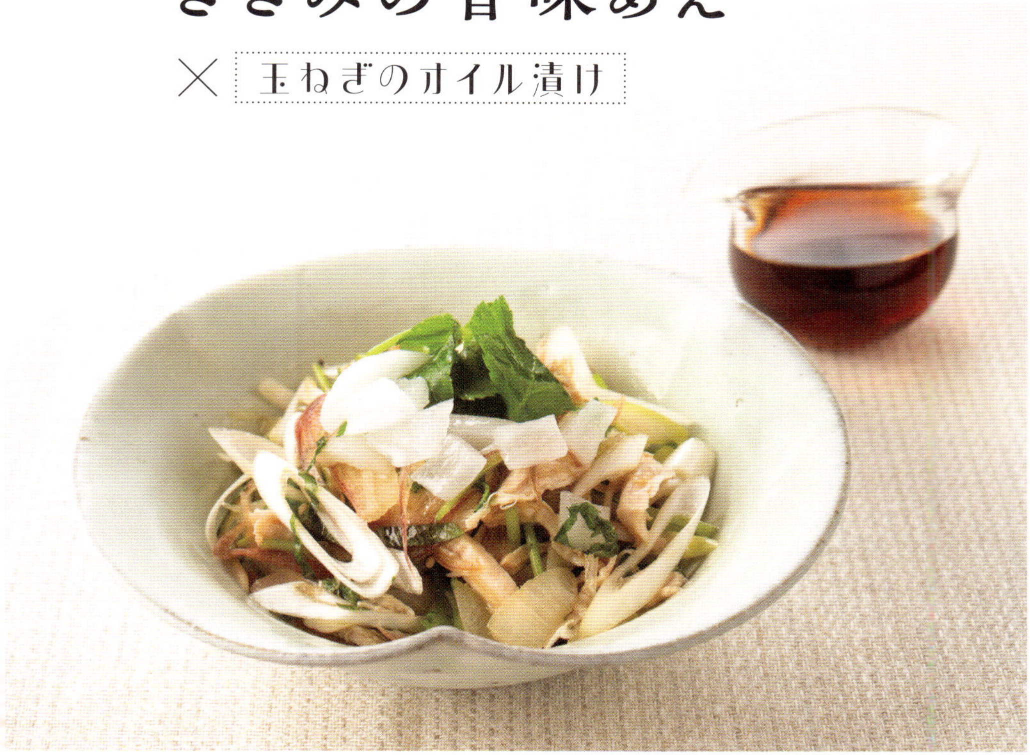

材料（2人分）

鶏ささみ …… 3本
みょうが …… 1個
長ねぎ …… 10㎝
青じそ …… 3枚
三つ葉 …… ½束
玉ねぎのオイル漬け …… 大さじ2
めんつゆ（ストレートタイプ）
…… ½カップ

作り方

① ささみはゆでて冷まし、食べやすい大きさに裂く。
② みょうがと長ねぎは薄切り、青じそはせん切り、三つ葉は3㎝長さに切る。
③ ❷にめんつゆと玉ねぎのオイル漬けを加えて混ぜ合わせ、❶を加えてあえる。

ポイント　みょうが、長ねぎ、青じそなど香りのよい野菜で、滞った気の流れを整えます。

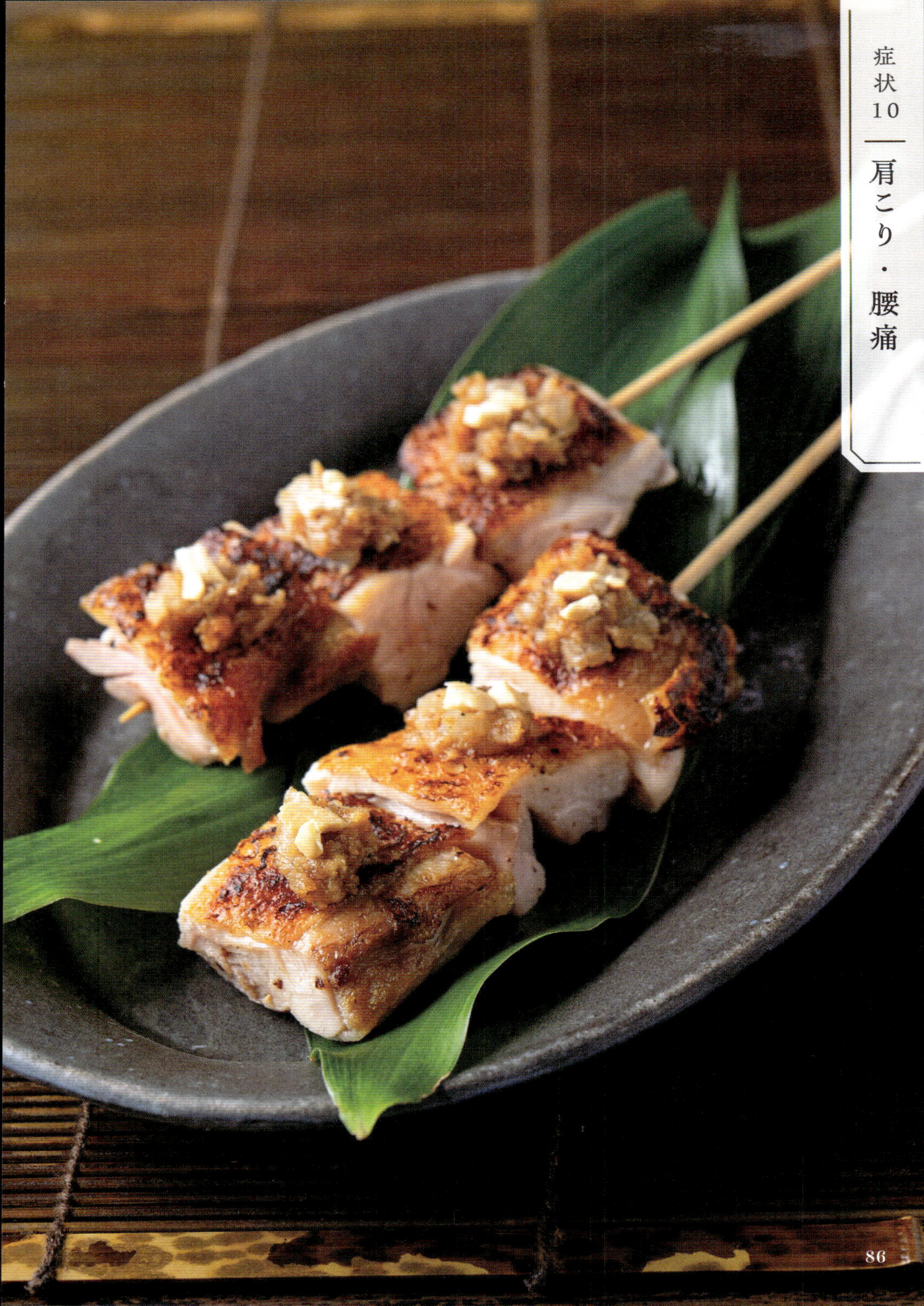

ガックリ　モヤモヤ　クラクラ

エスニックチキン ピーナッツソース

×塩麹

材料（2人分）

鶏もも肉 …… 1枚

A
- 玉ねぎ（みじん切り）…… 1/6個
- 塩麹 …… 大さじ1と1/2
- ピーナッツバター（無糖）…… 20g

好みのナッツ（粗く刻む）…… 15g

作り方

① フライパンに鶏肉の皮目を下にして入れ、弱火で焼く。皮がパリッとしたら裏返し、中まで火を通す。
② ❶を食べやすい大きさに切り分け、竹串に刺して器に盛る。
③ 鶏肉を取り出したフライパンにAを入れて残った肉汁と混ぜ、水けがほとんどなくなるまで煮つめる。
④ 鶏肉に❸とナッツをのせる。

ポイント　鶏肉には、気と血を補う働きがあります。気を補う玉ねぎ、血を作るナッツ類と組み合わせることで、気や血のバランスを整える作用が高まります。

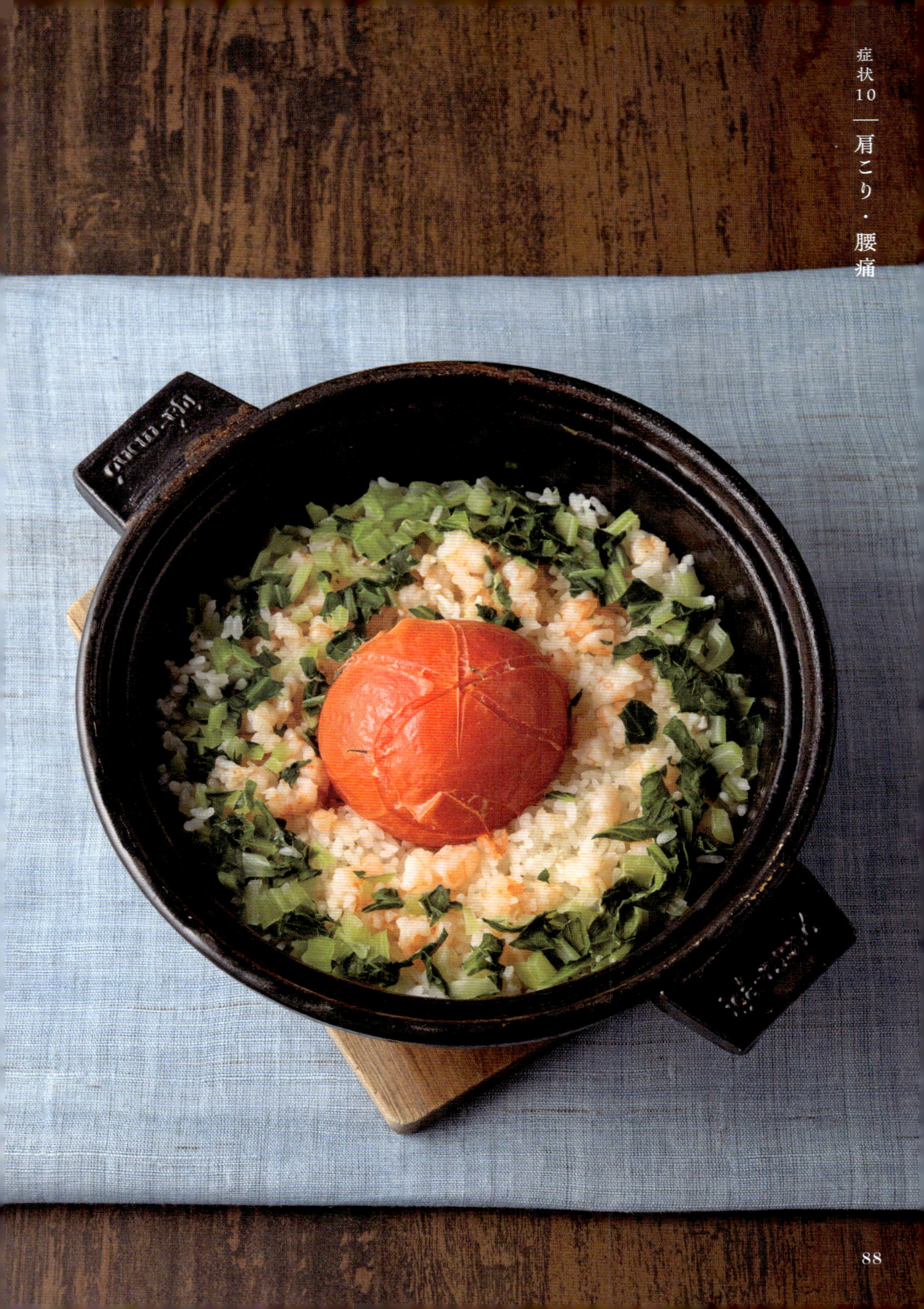

クラクラ

えびとチンゲン菜のトマトピラフ

× 塩麹

材料(作りやすい分量)

むきえび …… 50g
チンゲン菜 …… ½株
トマト …… 1個
米 …… 1合
塩麹 …… 小さじ2
水 …… 190ml

作り方

① えびとチンゲン菜は粗みじん切りにする。
② 鍋にといだ米を入れ、真ん中にヘタを取ったトマトを置く。トマトの周りに❶を入れ、分量の水を注ぐ。
③ 塩麹をのせ、混ぜずに(※)ふたをして火にかける。沸騰したら弱火にして13分加熱し、火を止めて15分ほど蒸らす(炊飯器で炊いてもよい)。
④ 器に盛る前に、トマトをくずしながら全体をよく混ぜる。

※ 塩麹を混ぜてから炊くと炊飯中に発酵し、炊き上がりが水っぽくなることがある。

ポイント　チンゲン菜は、不足している血を作るのに役立つ食材。体を温めるえびと一緒にとることで血流がスムーズになり、体のこりの改善につながります。

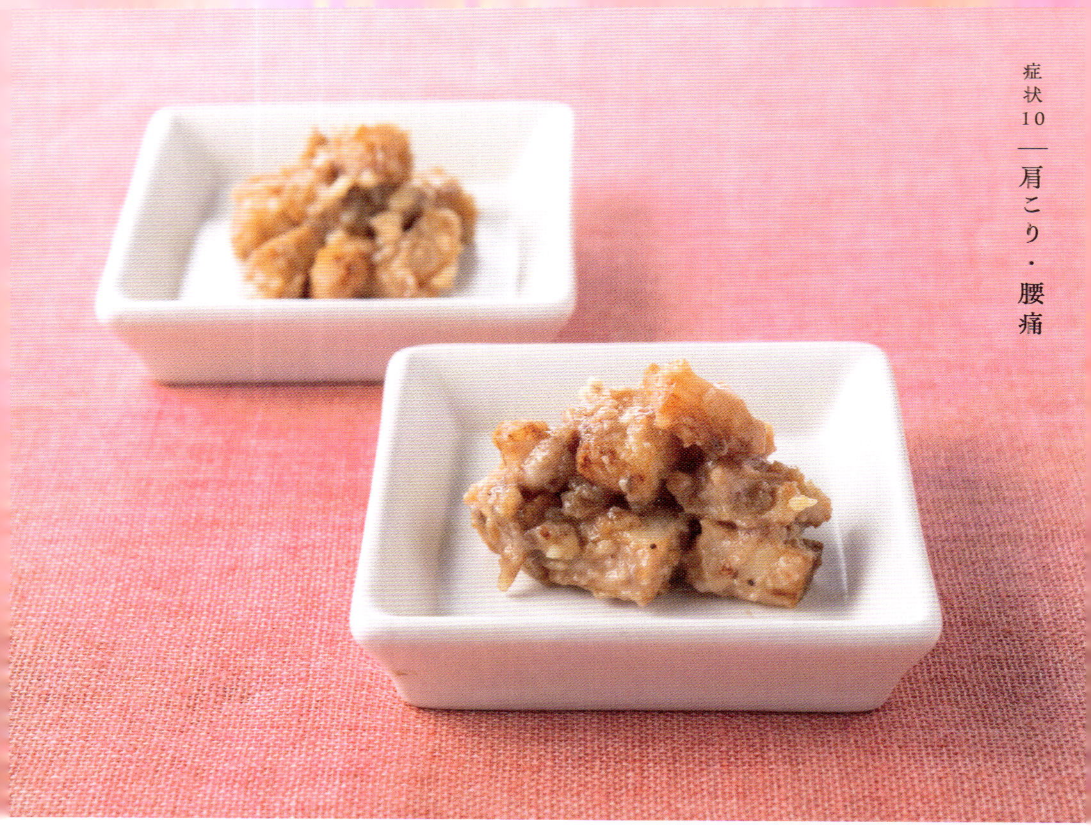

ガックリ　モヤモヤ　クラクラ

揚げ山いものナッツあえ

× ナッツ麹

材料（2人分）

山いも …… 100g

A ナッツ麹 …… 大さじ2
　みそ …… 小さじ2

揚げ油 …… 適量

作り方

① 山いもは2cm角に切り、中温(170～180℃)の油でさっと揚げる。

② ❶が熱いうちに、混ぜ合わせたAをからめる。

ポイント　山いもは気の巡りを整え、血流を改善して体のこりをほぐすのに役立ちます。

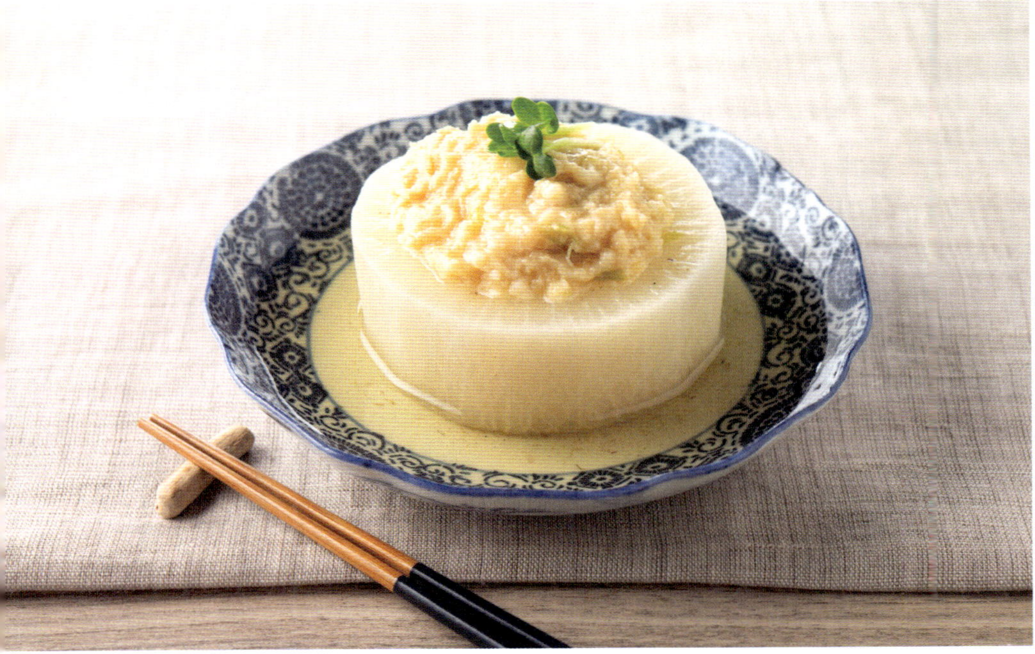

ガックリ

ねぎみそだれのふろふき大根 × 十日みそ

材料（2人分）

大根 …. 10cm

長ねぎ（みじん切り）…. ½本

しょうが（みじん切り）…. 大1かけ

A｜十日みそ（またはみそ）…. 大さじ4

A｜みりん …. 大さじ1

だし汁 …. 適量

サラダ油 …. 小さじ1

貝割れ菜 …. 適量

作り方

① 大根は5cm厚さに切り、かぶるぐらいのだし汁でやわらかくなるまでゆでる。

② フライパンにサラダ油を熱し、長ねぎとしょうがを炒める。香りが立ってきたらAを加えて弱火にし、混ぜながら10分ほど練る。

③ 器に❶を盛り、❷と貝割れ菜をのせる。

ポイント　長ねぎとしょうがで気の流れを整え、体を温めてこりを改善します。

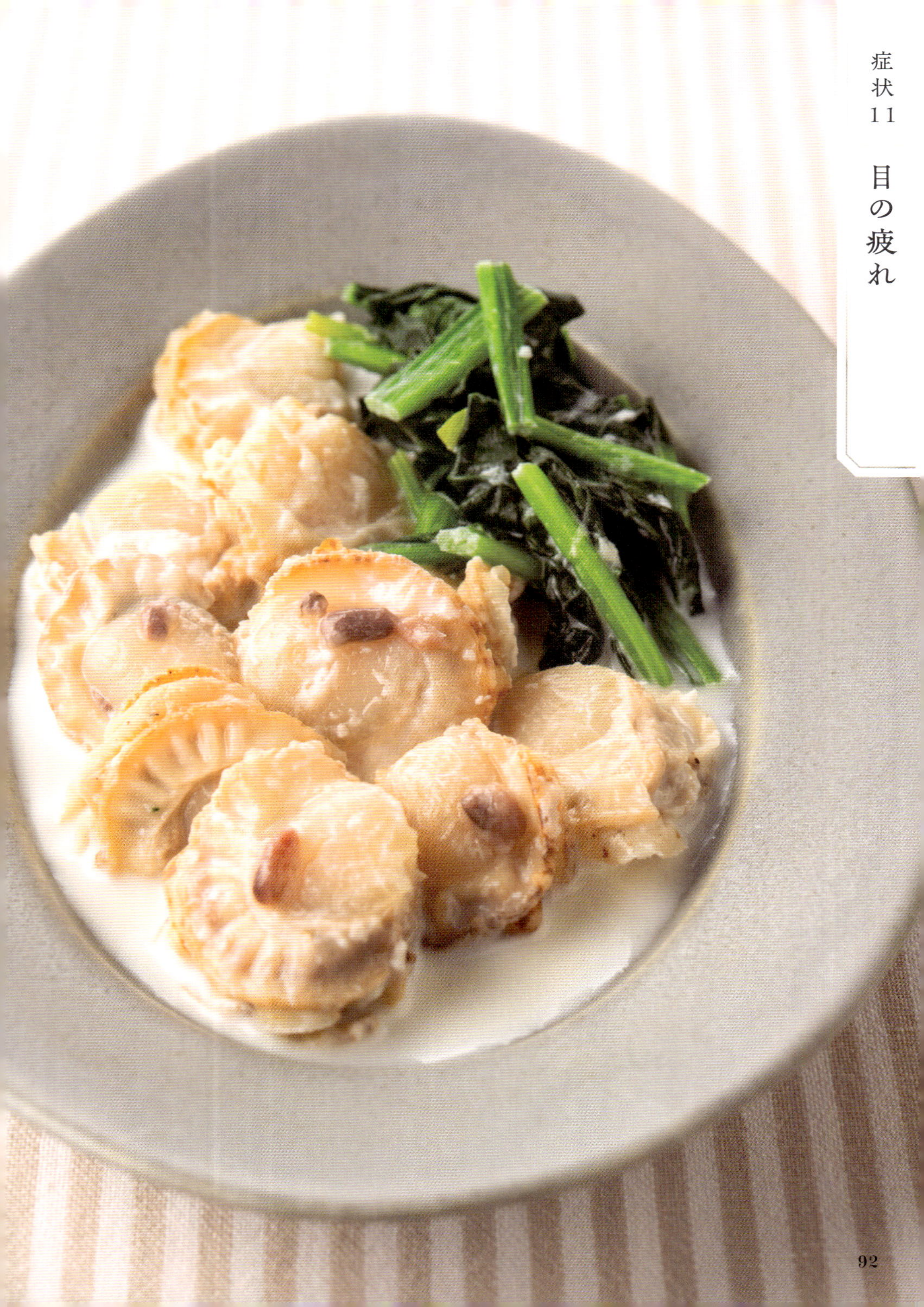

目の疲れ

クラクラ

帆立とほうれん草のミルク煮

× 塩麹

材料（2人分）

帆立 …. 200g

ほうれん草 …. 1株

A
- アンチョビ（みじん切り）…. 1枚（5g）
- 牛乳 …. 1カップ

塩麹 …. 小さじ2

作り方

① ほうれん草は根を切り、3㎝長さに切る。

② 鍋にAと帆立を入れて火にかけ、10分ほど煮てから塩麹を加える。

③ ❶を加え、ひと煮立ちさせる。

ポイント 帆立は、視力の改善にも役立つ食材です。ほうれん草は血を作り、肝の働きを高めることによって目の疲れを予防・改善します。

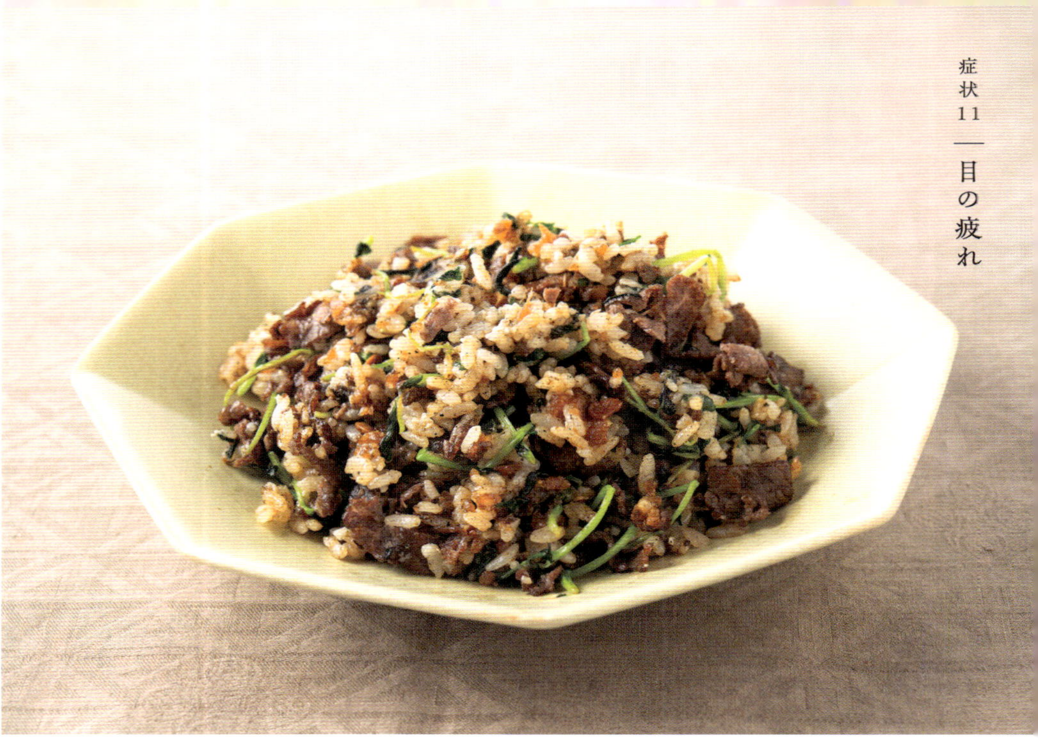

クラクラ

牛肉と豆苗、納豆のチャーハン×納豆麹

材料（2人分）

牛薄切り肉 …… 3枚
豆苗 …… 1パック
ごはん …… 1膳半分
A
- にんにく（みじん切り）…… ½片
- 納豆麹 …… 大さじ2
- 塩（または塩麹）…… 小さじ½

サラダ油 …… 大さじ1

作り方

① 牛肉は1㎝幅、豆苗は3㎝長さに切る。
② フライパンにサラダ油を熱し、❶の牛肉を炒める。火が通ったら、豆苗を加えてさっと炒める。
③ ごはんを加えてさらに炒め、Aを加えて全体を混ぜ合わせる。

ポイント　牛肉、豆苗、大豆、にんにくは、血を作る肝の働きを高めるのに役立ちます。

クラクラ

白ごまのパンナコッタ

× さつまいも麹

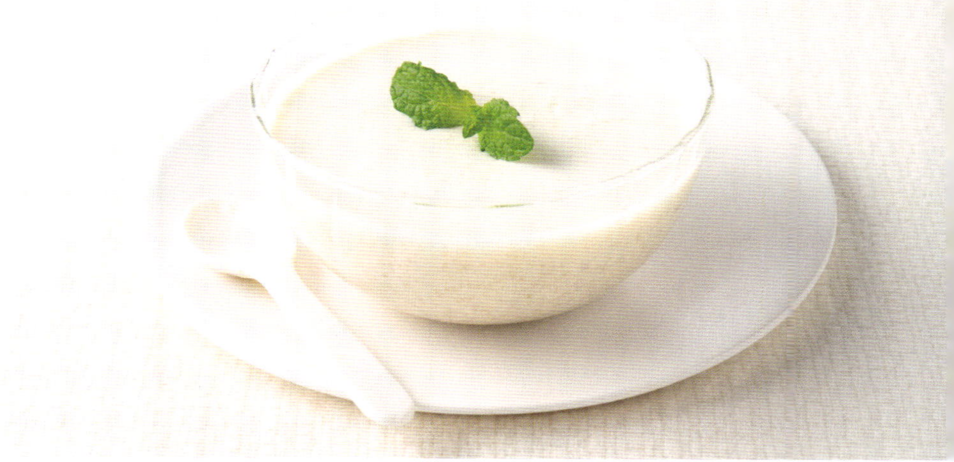

材料（2人分）

牛乳 …. ¾カップ
生クリーム …. ½カップ
板ゼラチン …. 10g
A｜さつまいも麹 …. 大さじ5
　｜白練りごま …. 大さじ1と⅔
ミント …. 適量

作り方

①板ゼラチンはたっぷりの水につけてふやかす。
②鍋に牛乳を入れて火にかけ、水けをきった❶を加える。ゼラチンが溶けたらAを加えて混ぜ、冷ましておく。
③生クリームを入れたボウルを氷水のボウルに重ね、角が立つまで泡立てる。
④氷水のボウルに重ねたままの❸に、❷を数回に分けて加え、へらで混ぜながら冷やす。
⑤とろみがついてきたら器に注ぎ分け、冷蔵庫で冷やしかためる。
⑥食べる直前にミントを飾る。

ポイント　牛乳と白ごまは、気を補いながら体の熱を冷まし、目の疲れを改善します。

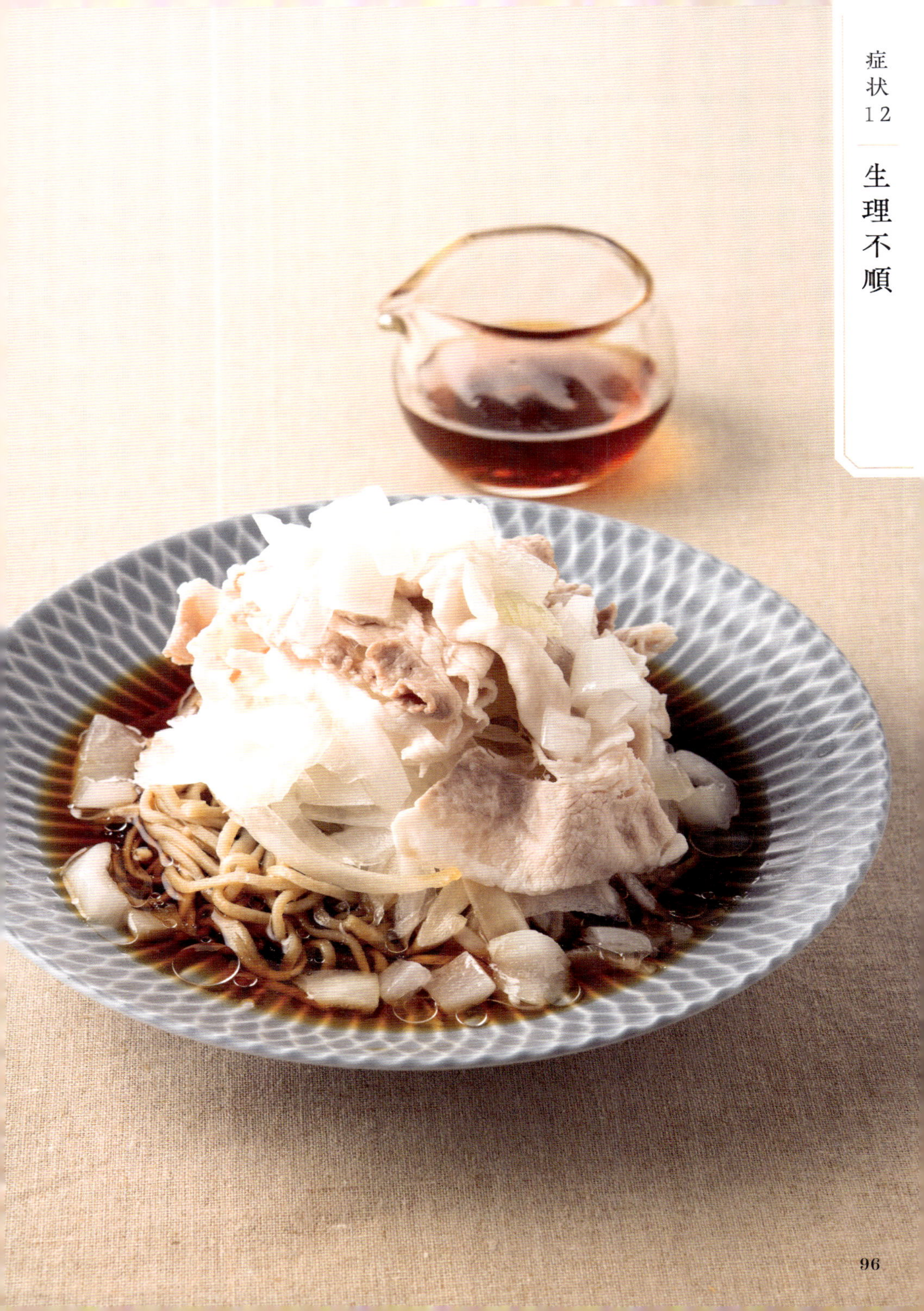

ガックリ　モヤモヤ

豚しゃぶそば

× 玉ねぎのオイル漬け

材料（2人分）

豚しゃぶしゃぶ用肉 …… 150g
そば（乾麺） …… 200g
サラダ用玉ねぎ（または新玉ねぎ） …… 小2個
玉ねぎのオイル漬け …… 大さじ2
めんつゆ（ストレートタイプ） …… 1カップ

作り方

① 玉ねぎは薄切りにし、水にさらす（新玉ねぎの場合は、さらさなくてもよい）。
② 豚肉はひと口大に切ってゆでる。
③ そばをたっぷりの熱湯でゆで、冷水で洗ってぬめりを取る。
④ 器に水けをきったそばを盛り、めんつゆをかける。
⑤ そばの上に水けをきった❶と❷、玉ねぎのオイル漬けをのせる。

ポイント　生理不順の主な原因は腎の機能が弱まったり、気が滞ったりすること。気の流れをスムーズにするそばと玉ねぎで、体のバランスを整えます。

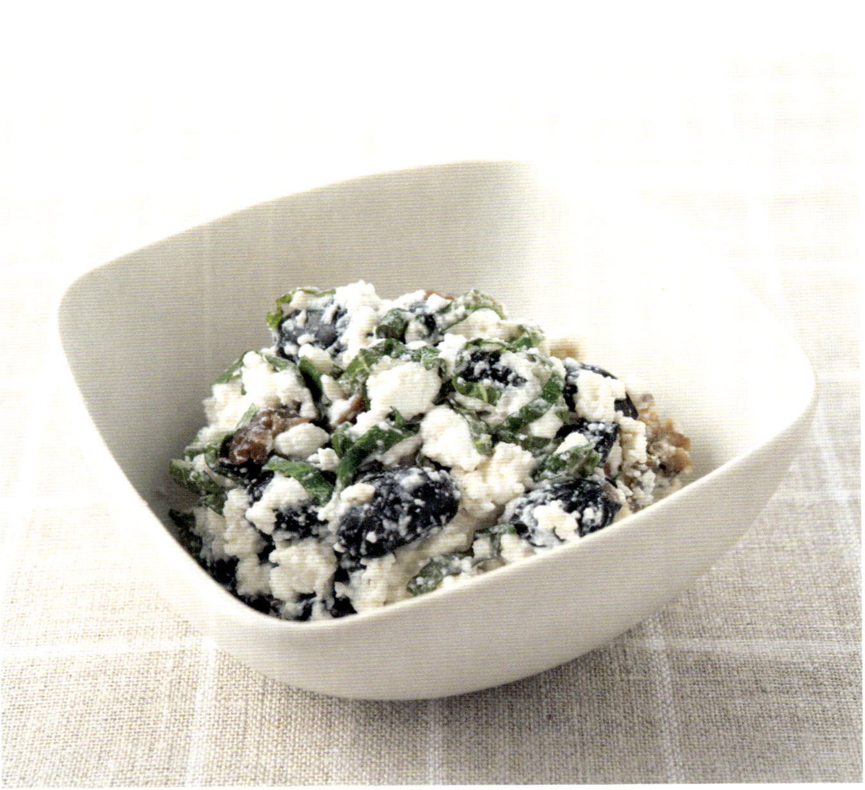

ガックリ　モヤモヤ

黒豆とカッテージチーズのサラダ×塩麹

材料（2人分）

黒豆（水煮またはドライパック）…．140g
カッテージチーズ…．200g
青じそ（せん切り）…．2枚
塩麹…．小さじ2

作り方

① すべての材料を混ぜ合わせる。

ポイント　黒豆で血や水をコントロールする腎を整え、カッテージチーズで気を補います。

ガックリ　モヤモヤ

丸ごと玉ねぎのスープ

× うま塩麹

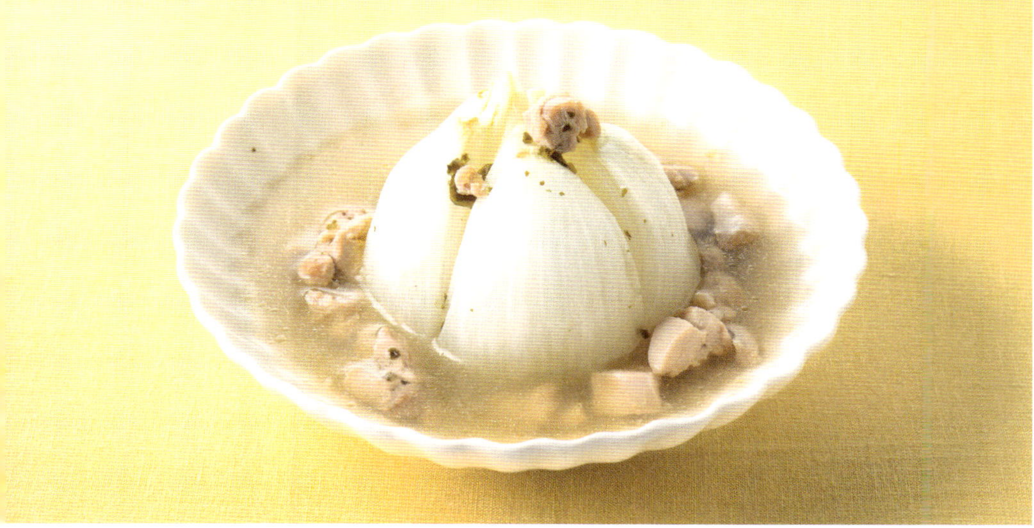

材料（2人分）

玉ねぎ …… 2個
鶏もも肉 …… 70g
うま塩麹 …… 大さじ1と½（※）
水 …… 2と½カップ（※）

作り方

① 玉ねぎは深く十字に切り込みを入れ、鶏肉は1cm角に切る。
② 小さめの鍋に❶の玉ねぎと分量の水（※）を入れて火にかけ、沸騰したら弱火にして玉ねぎがやわらかくなるまで煮る。
③ ❶の鶏肉を加え、鶏肉に火が通ったらうま塩麹で味をととのえる。

※ 水の量は、玉ねぎにかぶるぐらいに。水を増やした場合はうま塩麹の量も調節する。

ポイント　鶏肉で不足している気を補い、玉ねぎで気の滞りを改善します。

生理痛

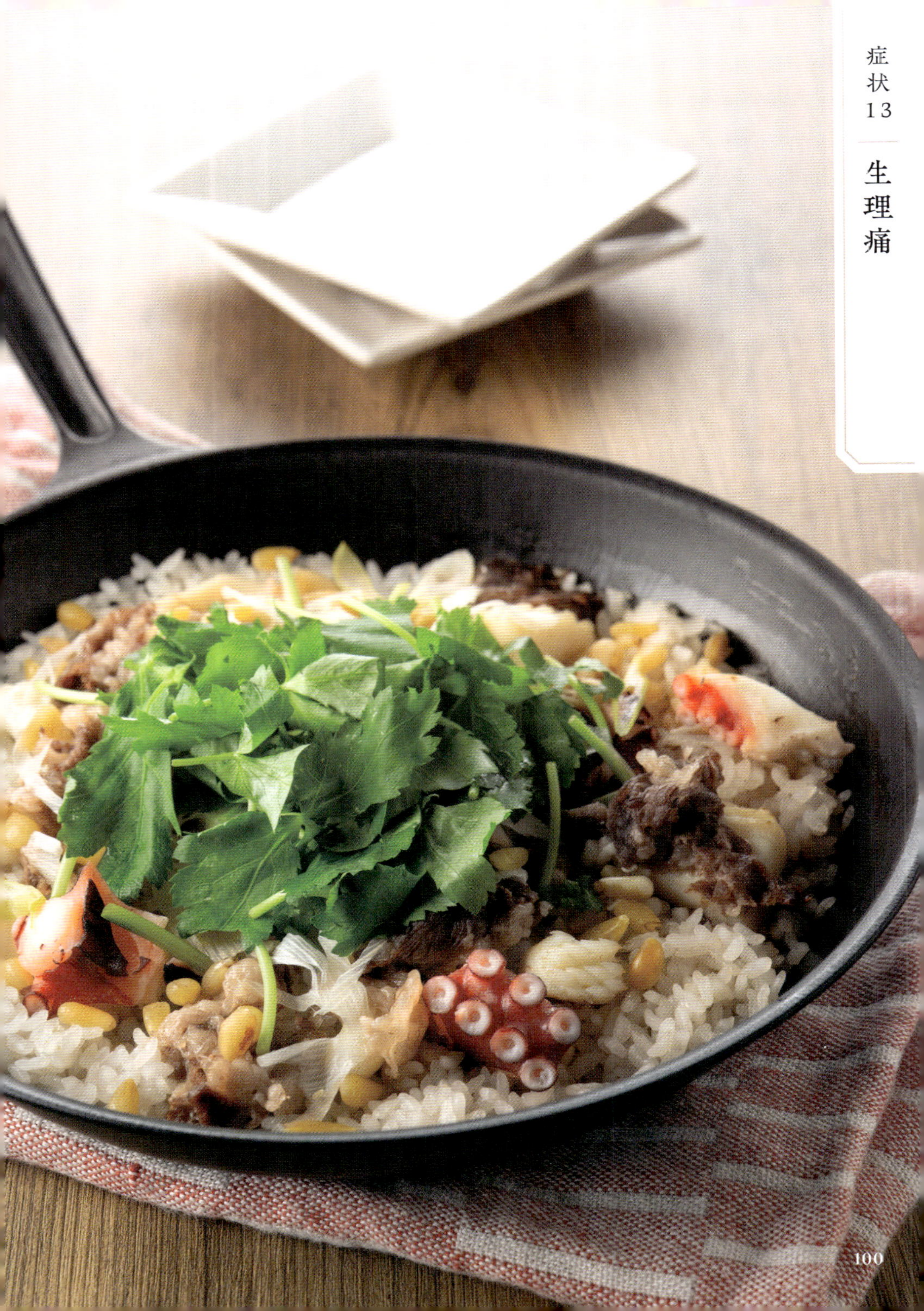

ガックリ　モヤモヤ　クラクラ

シーフードの白いパエリア

×塩麹

材料（作りやすい分量）

ゆでたこ …… 70g
いか …… 60g
牛薄切り肉 …… 60g
長ねぎ …… 7～8㎝
米 …… 1合
松の実 …… 15g
塩麹 …… 大さじ1
三つ葉（ざく切り）…… ½束
水 …… 1カップ

作り方

① ゆでたこ、いか、牛肉はひと口大に切る。長ねぎは斜め薄切りにする。
② といだ米をフライパンに入れ、分量の水を注ぐ。
③ 松の実と❶をのせて塩麹をかけ、混ぜずにふたをして強火で加熱する（※）。
④ 沸騰したらふたをしたまま弱火で4分加熱し、炊きあがったら火を止めて15分蒸らす。
⑤ 食べる直前に三つ葉をのせ、全体をよく混ぜてから器に盛りつける。

※ 塩麹を混ぜてから炊くと炊飯中に発酵し、炊き上がりが水っぽくなることがある。

ポイント　いか、たこ、牛肉は、いずれも血を作る食材。不足している血を増やし、香りのよいねぎと三つ葉で滞っている気の巡りも整えます。

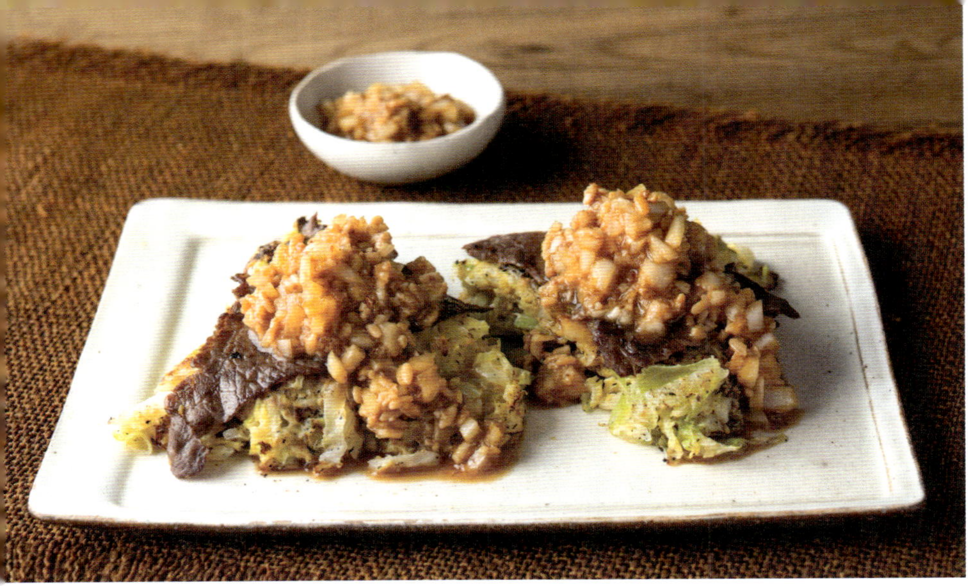

ガックリ　モヤモヤ　クラクラ

たっぷりキャベツのお好み焼き×しょうゆ麹

材料（2人分）

A
- キャベツ（せん切り）
  …. ⅓個（400g）
- 卵 …. 2個
- 小麦粉 …. 大さじ3と⅓

牛薄切り肉 …. 3枚

B
- 玉ねぎ（みじん切り） …. ½個
- しょうゆ麹 …. 大さじ4
- 好みのナッツ（粗みじん切り）
  …. 大さじ1
- はちみつ …. 小さじ1

サラダ油 …. 大さじ2

作り方

① ボウルにAを入れ、しっかり混ぜる。

② フライパンにサラダ油を熱し、牛肉を広げて入れる。牛肉の上に❶を流し入れて形を整え、弱火にして両面を焼く。

③ 食べやすく切り分けて器に盛り、Bを混ぜ合わせたソースをかける。

ポイント　気を補うキャベツと血を作る牛肉で、栄養を全身に届ける脾の働きを高めます。

クラクラ

ハイビスカスとクコの実の赤いお茶×甘麹

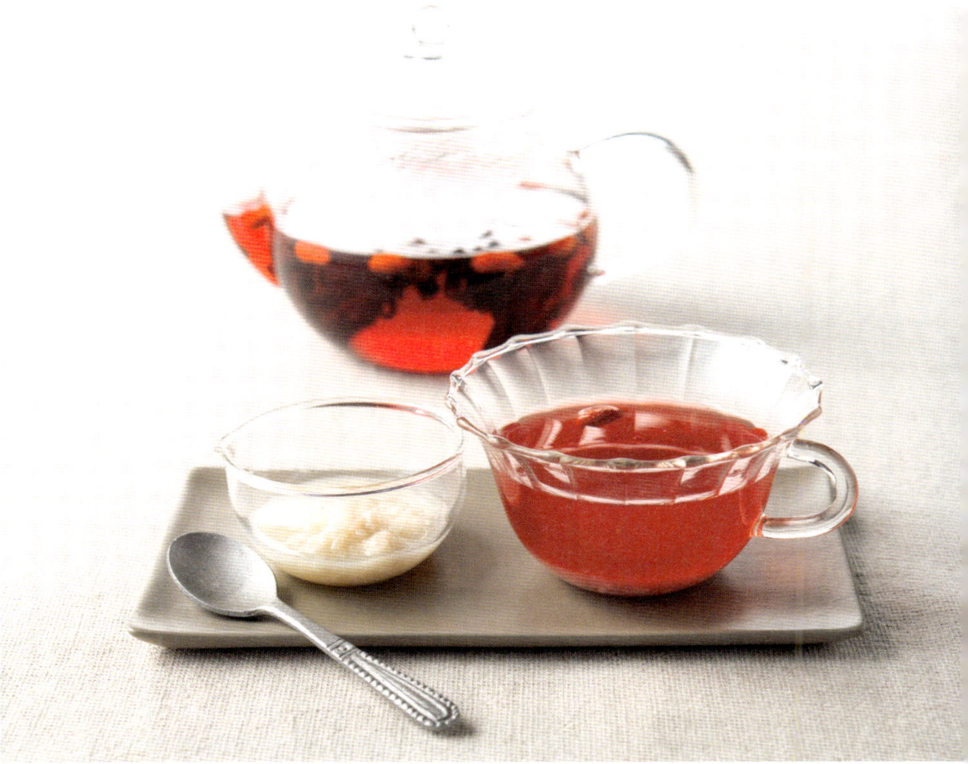

材料（2人分）

A
- ハイビスカス …… 5g
- クコの実 …… 3g

熱湯 …… 1と½カップ
甘麹 …… 適量

作り方

① ティーポットにAを入れ、分量の熱湯を注ぐ。
② 3分ほど蒸らしてカップに注ぎ、好みで甘麹を加える。

ポイント ハイビスカスで血を作り、クコの実で血を貯蔵する肝の働きを整えます。

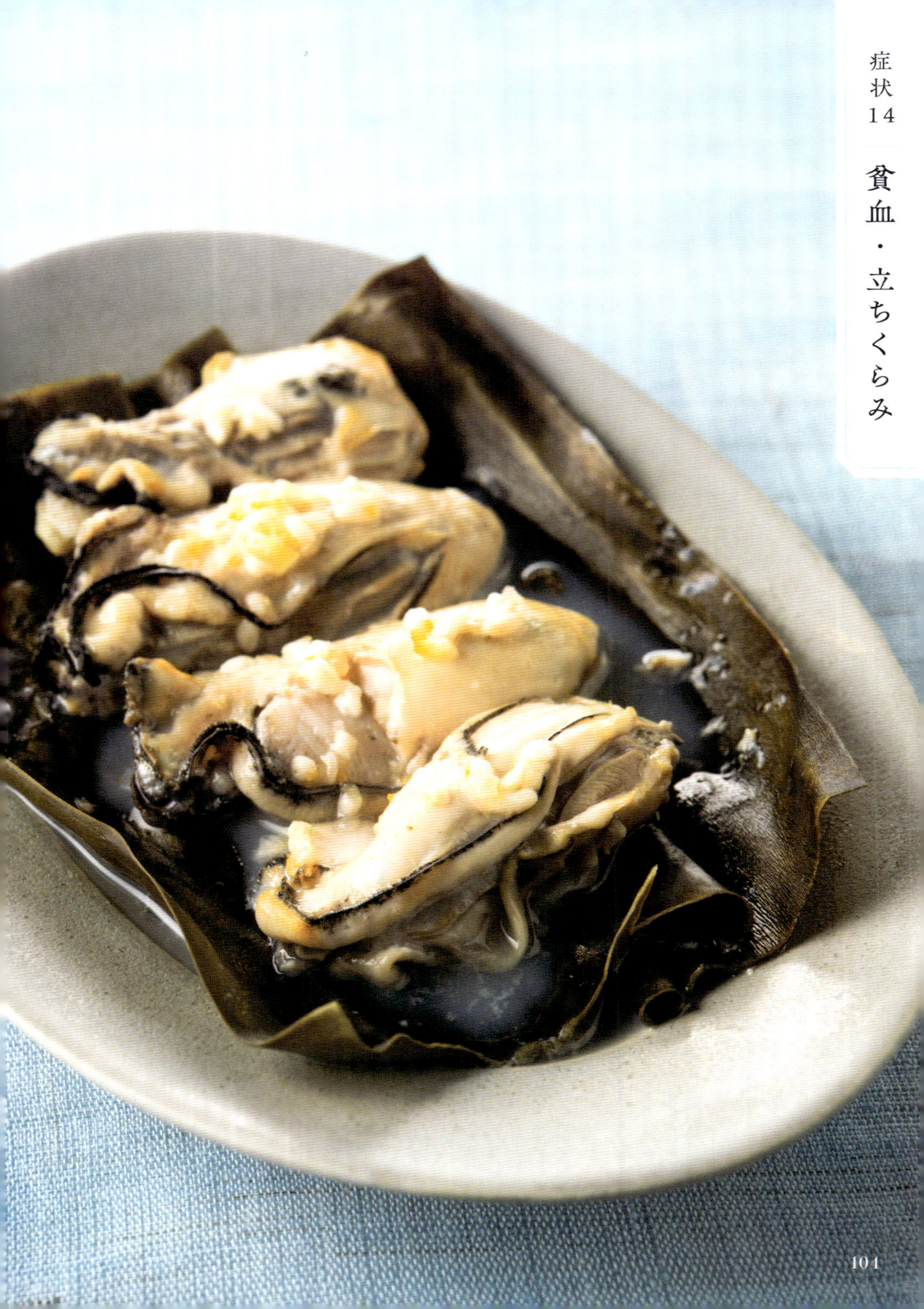

症状14

貧血・立ちくらみ

クラクラ

牡蠣の酒蒸し

× ゆず塩麹

材料（2人分）

牡蠣 …… 大4個
昆布（10cm）…… 3枚
ゆず塩麹 …… 小さじ1
酒 …… 大さじ1と½

作り方

① 昆布は軽く水につけ、表面をやわらかくしておく。
② 牡蠣は塩少々（分量外）を入れた水の中でふり洗いし、水けをふく。
③ 耐熱皿に❶を敷き、❷を並べて酒をふる。
④ 牡蠣の上にゆず塩麹をのせ、蒸気の上がった蒸し器で5分蒸す。または❸にふんわりとラップをかけ、電子レンジ（600W）で約2分30秒加熱する。

ポイント　牡蠣は、血を送り出す心の働きを高める効果が優れています。栄養を全身に送る脾の作用を高める昆布と組み合わせ、貧血の予防・改善効果を高めます。

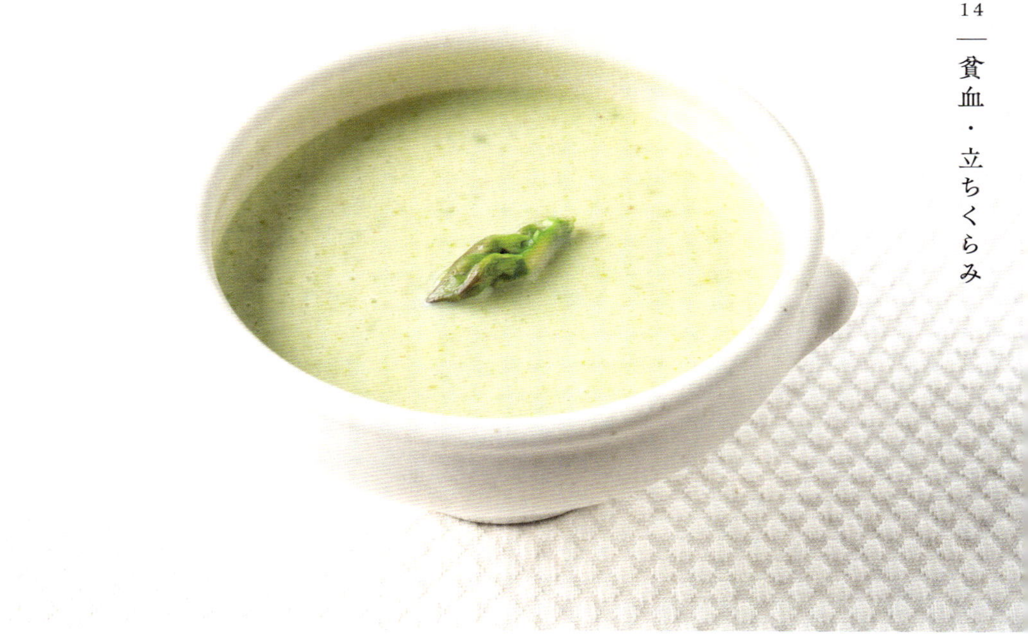

ガックリ　クラクラ

グリーンアスパラのクリームスープ×じゃがいも麹

材料（2人分）

グリーンアスパラガス …… 3本
牛乳 …… 1カップ
じゃがいも麹 …… 小さじ2

作り方

① アスパラガスは熱湯でゆで、冷水にさらしてから水けをきる。飾り用に、穂先を小さく切って取り分けておく。
② ミキサーやフードプロセッサーに、飾り用の穂先以外の❶とその他の材料を入れて混ぜる。
③ 器に盛り、飾り用の穂先を浮かべる。

ポイント　気を補い、消化吸収力を高めるアスパラガスとじゃがいもで体力を増進します。

クラクラ

かつおとアボカドのポキ

×納豆麹

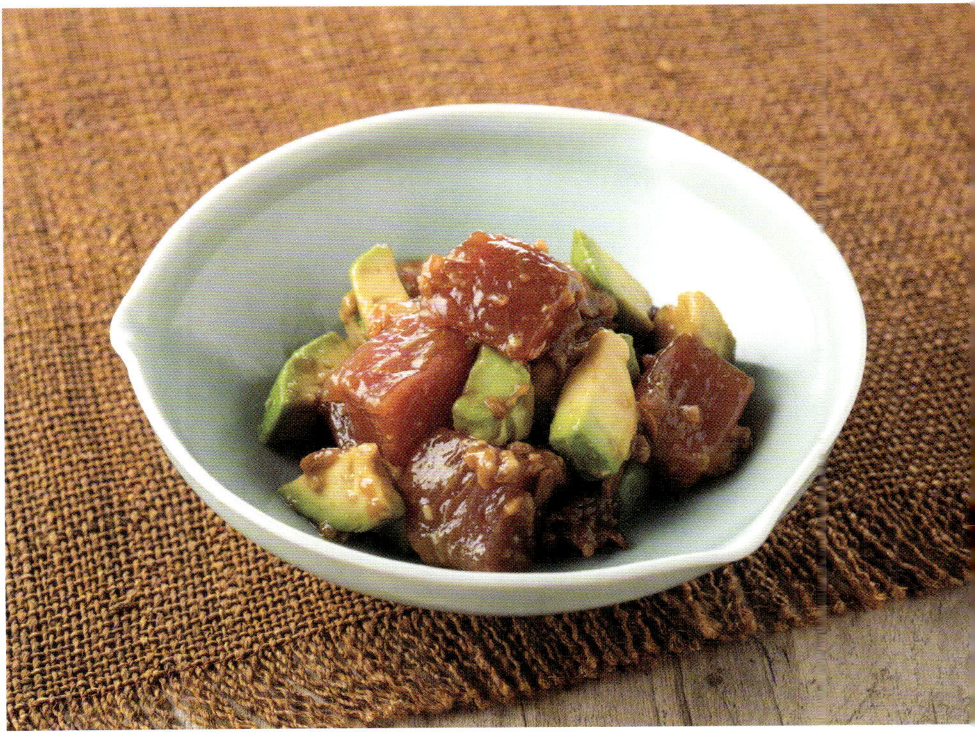

材料（2人分）

かつお（刺身用）…… 140g

アボカド …… ½個

A 納豆麹、しょうゆ …… 各大さじ1と½
　ごま油 …… 小さじ1

作り方

① かつお、アボカドは1cm角に切る。

② ❶に混ぜ合わせたAを加えてあえる。

ポイント　かつおが血を作り、アボカドと大豆が脾の機能を高めて血を全身に届けます。

症状15

肌の乾燥

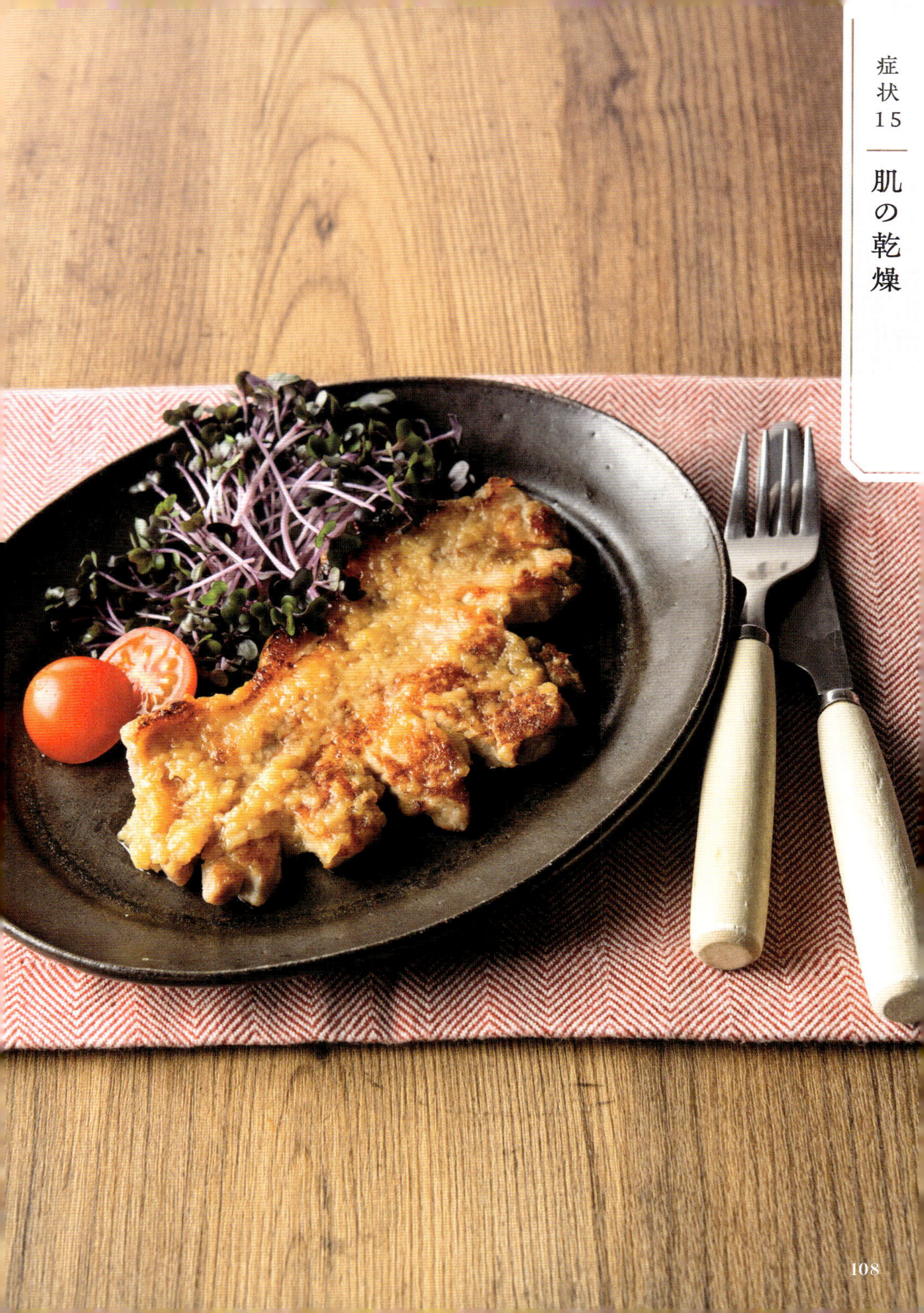

クラクラ

ポークソテー香ばしポテトのせ

× じゃがいも麹

材料（2人分）

豚ロース厚切り肉 …… 2枚
じゃがいも麹 …… 大さじ3
サラダ油 …… 大さじ1
ミニトマト、スプラウト …… 各適量

作り方

① フライパンにサラダ油を熱し、切り込みを入れた豚肉の両面を焼く。
② ❶にそれぞれじゃがいも麹を塗り、オーブントースターで表面に焼き色がつくまで焼く。
③ 器に盛り、ミニトマトとスプラウトを添える。

ポイント 陰の気を補う豚肉は、熱を冷まして乾きを改善するのに役立ちます。エネルギー不足を補うじゃがいもと組み合わせれば、乾燥肌をケアする力が高まります。

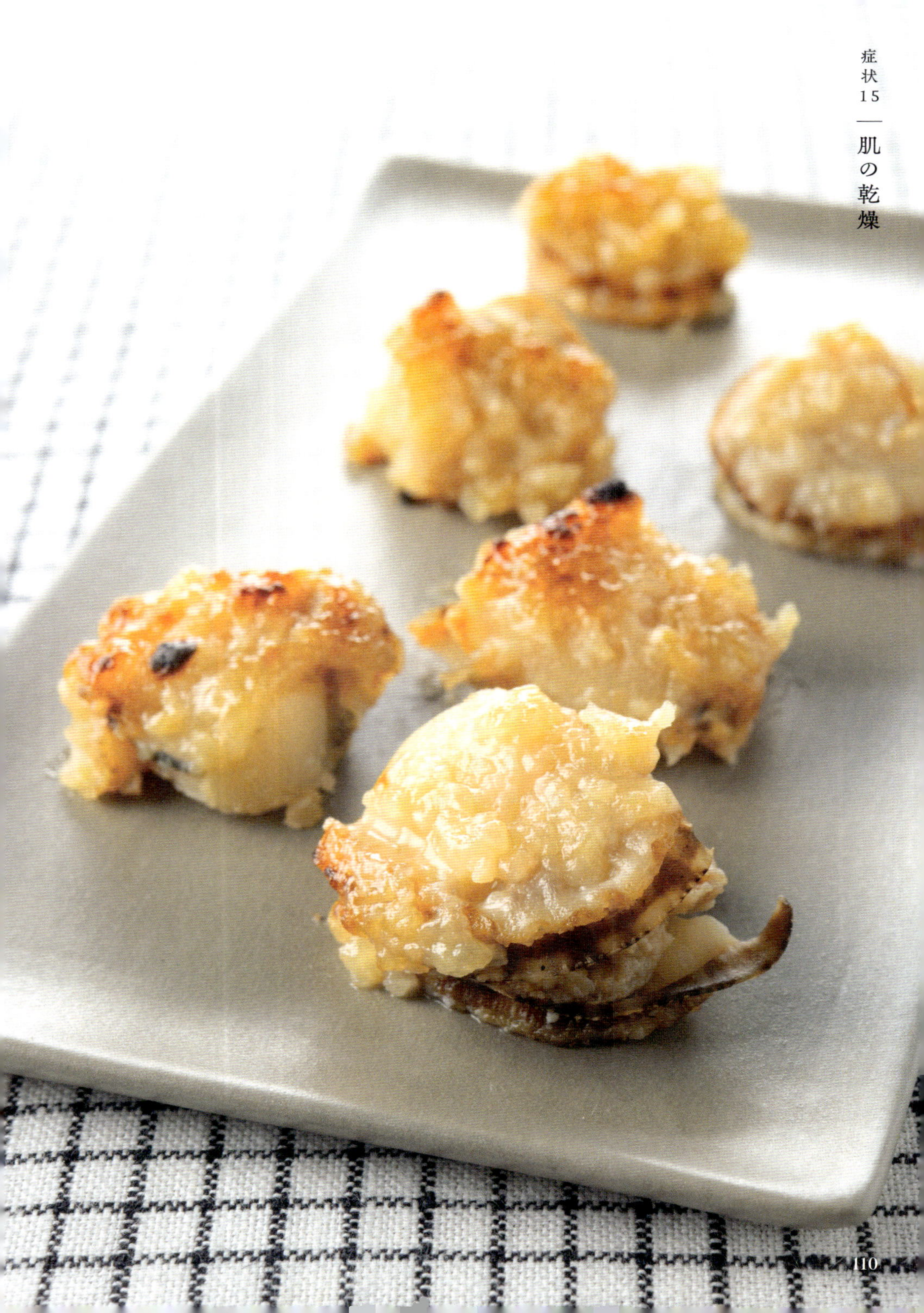

カラカラ アツアツ

帆立のみそ焼き

× 十日みそ

材料（2人分）

帆立 …． 大6個

A | 十日みそ（または白みそ）…． 大さじ2
　| みりん …． 大さじ1と½

作り方

① 帆立に、混ぜ合わせたAを均等に塗る。
② オーブントースターで表面に焼き色がつくまで焼く。

ポイント 帆立は、陰の気を補給して体の熱を冷まします。水の代謝を調節する腎の働きを高める作用があるため、肌の乾燥の改善にも役立ちます。

クラクラ　カラカラ

ほうれん草といちごのシーザーサラダ×塩麹 甘麹

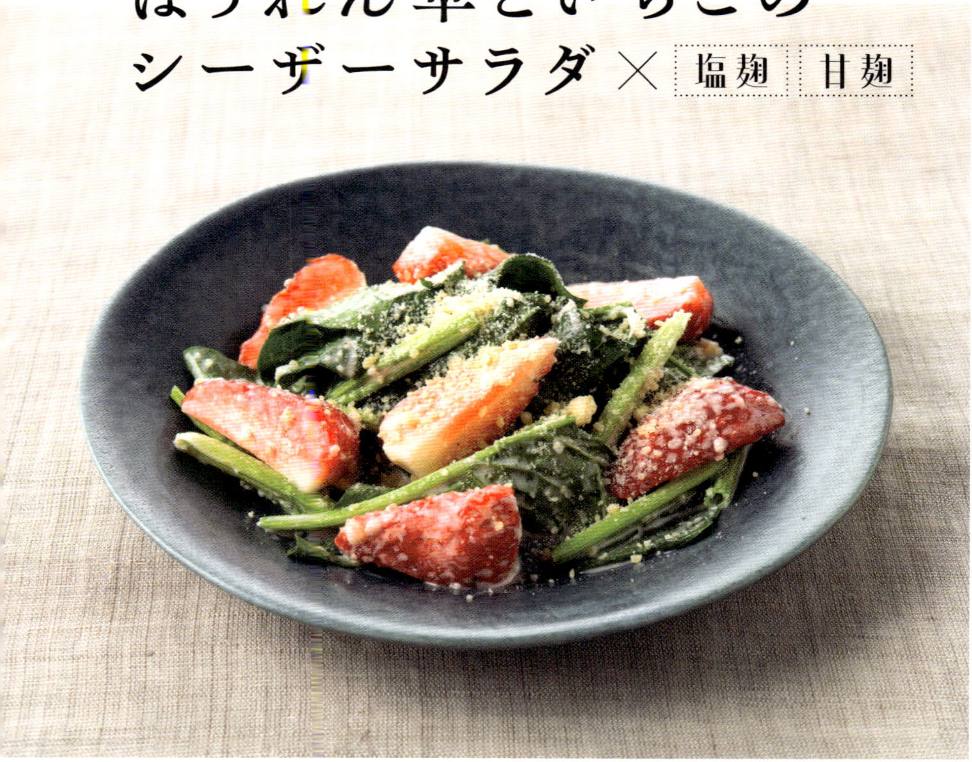

材料（2人分）

ほうれん草（サラダ用）…… 1束（100g）
いちご …… 4個

A
- 塩麹 …… 小さじ2
- 甘麹 …… 大さじ1と½
- マヨネーズ、牛乳 …… 各小さじ2
- 粉チーズ …… 大さじ1
- レモン果汁 …… 小さじ1
- にんにく（すりおろす）、こしょう …… 各少々

作り方

① ほうれん草は5㎝長さ、いちごは食べやすい大きさに切る。

② 混ぜ合わせたAで❶をあえる。

ポイント　血を作るほうれん草に、体の潤いを保ついちごとチーズを組み合わせます。

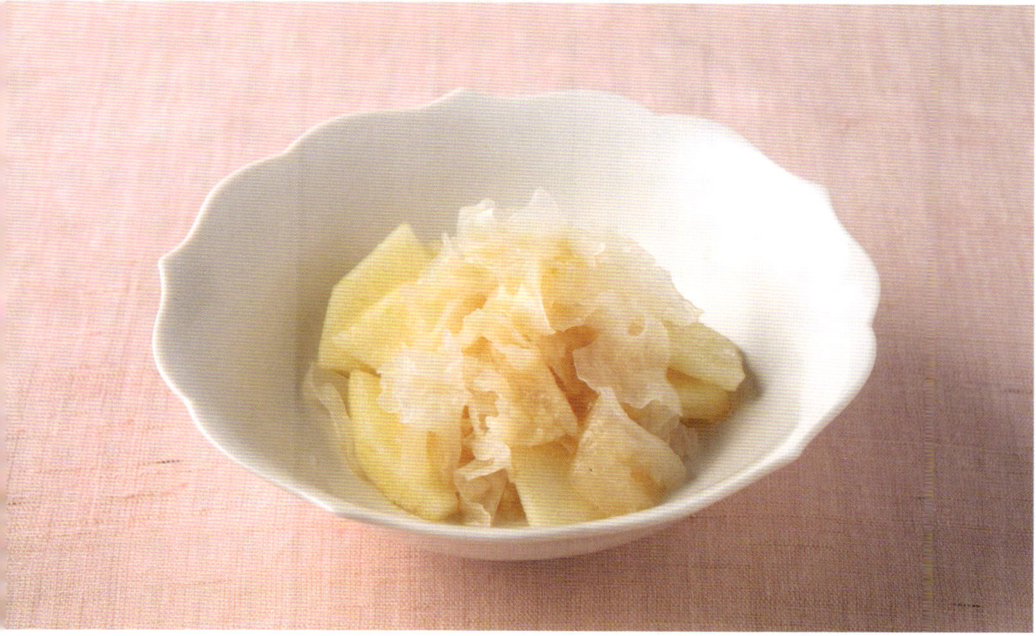

カラカラ　アツアツ

白きくらげとりんごの酢みそあえ × 甘麹

材料（2人分）

白きくらげ（乾燥）…… 7g
りんご …… ½個

A	甘麹 …… 大さじ2 白みそ（または十日みそ）…… 大さじ4 酢（または陳皮酢）…… 大さじ1と½

作り方

① 白きくらげはたっぷりの水につけてもどす。石づきを切り、食べやすい大きさにちぎる。

② りんごは皮をむき、食べやすい大きさの薄切りにする。

③ 混ぜ合わせたAで、❶と❷をあえる。

ポイント　白きくらげとりんごには、血の不足を補って潤いを守る働きがあります。

症状16
シミ・そばかす

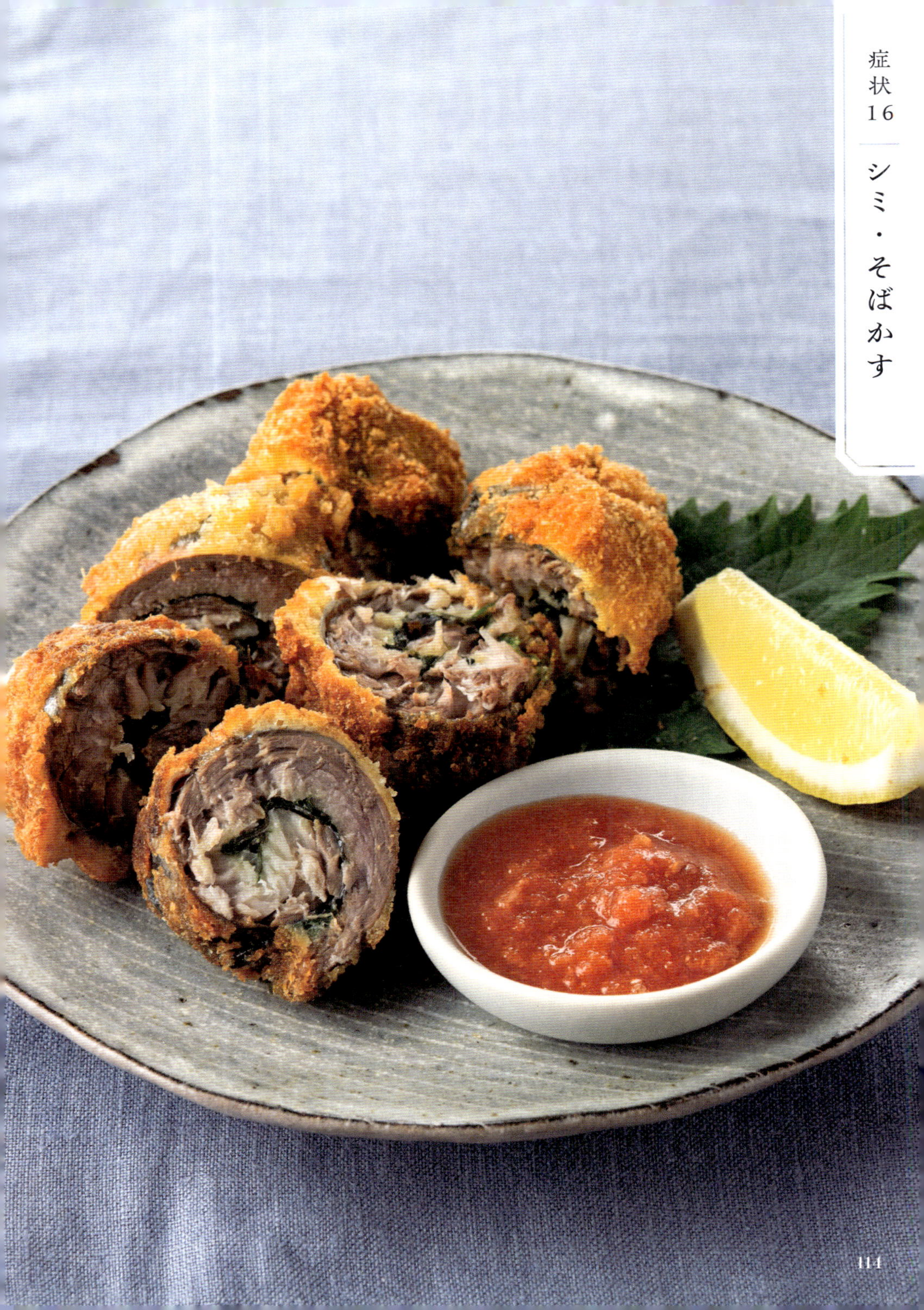

ガックリ　クラクラ

あじのしそ巻きフライ

×ケチャップ麹

材料（2人分）

あじ（開いたもの）…… 4尾
青じそ …… 8枚
ケチャップ麹 …… 適量
小麦粉、溶き卵、パン粉、揚げ油 …… 各適量
レモン、青じそ（飾り用）…… 各適量

作り方

① あじの皮目を下にして置き、青じそを2枚のせて巻く。巻き終わりはつまようじでとめる。同様に、あと3個作る。
② ❶に小麦粉、溶き卵、パン粉の順にころもをつけ、中温（170～180℃）の油で揚げる。
③ 食べやすく切り分け、青じそとレモンとともに器に盛る。ケチャップ麹をつけて食べる。

ポイント　あじには、腎に不足しているエネルギーを補って血流を改善する働きがあります。代謝を高め、美肌を作る効果も期待することができます。

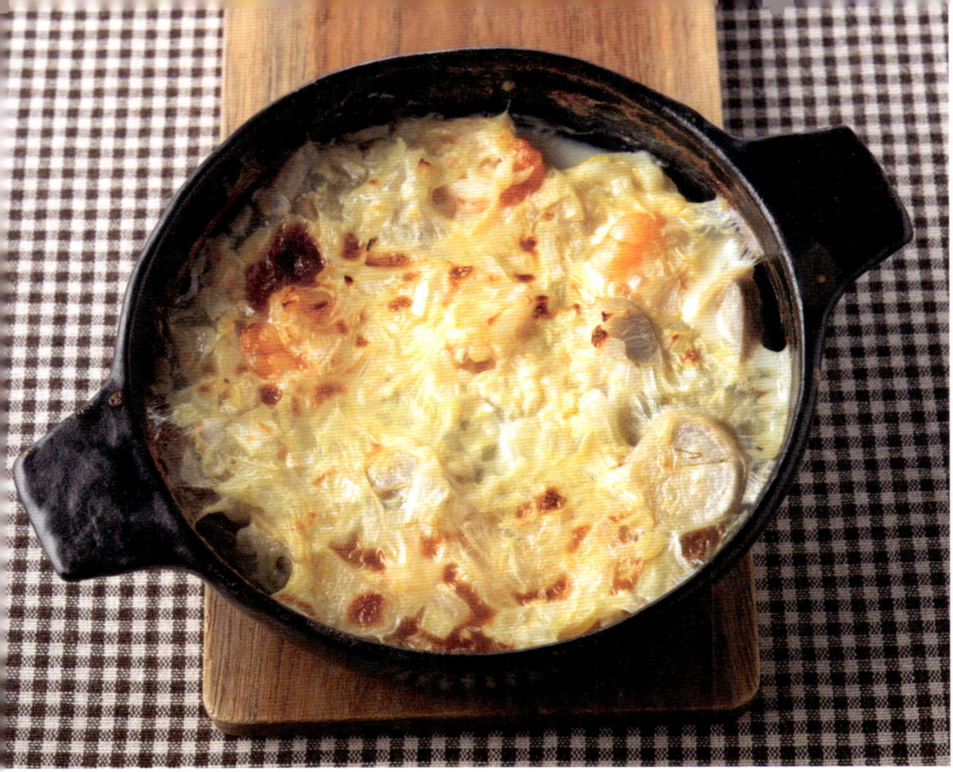

ガックリ　クラクラ

里いもの豆乳グラタン

× にんにく塩麹

材料（2人分）

里いも …… 2個
むきえび …… 100g
玉ねぎ（薄切り） …… ¾個
豆乳 …… ½カップ
にんにく塩麹 …… 大さじ1

作り方

① 里いもは1cm厚さに切り、えび、玉ねぎとともに耐熱皿に並べる。
② ❶に、にんにく塩麹をかけ、豆乳を注ぐ。
③ ❷をラップをかけずに電子レンジ（600W）で5分加熱する。
④ ❸をオーブントースターに入れ、表面に焼き色をつける。

ポイント　えびが血を作り、里いもが血を流して、シミの原因の沈着を防ぎます。

ガックリ　クラクラ

しいたけの酢豚風

× 陳皮酢

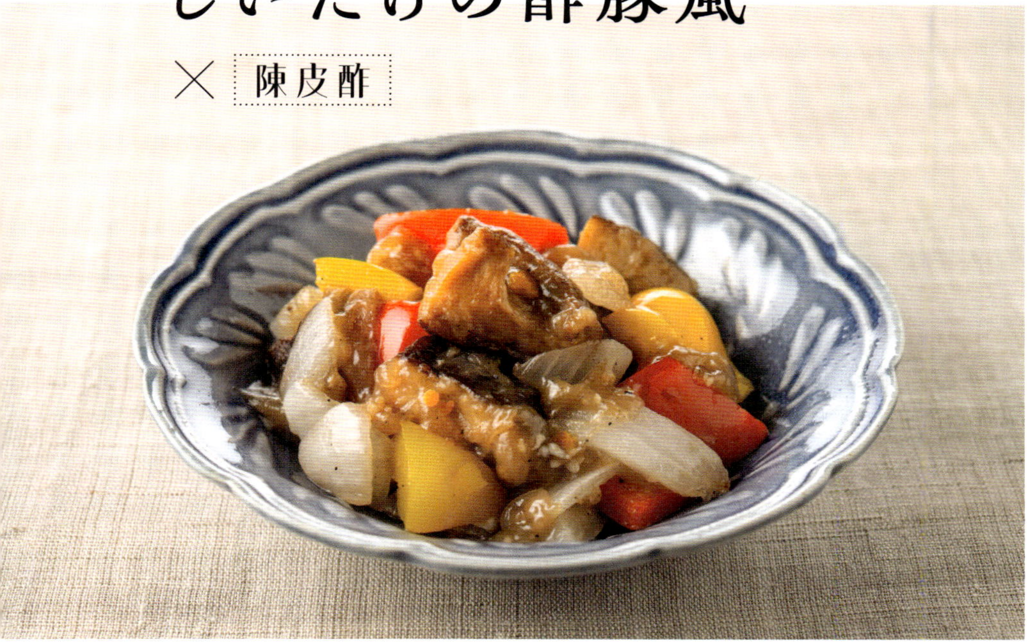

材料（2人分）

しいたけ …… 6個
玉ねぎ …… ½個
パプリカ（赤、黄）…… 各½個
A
- 陳皮酢（または酢）、片栗粉 …… 各小さじ2
- 砂糖 …… 小さじ1
- だし汁 …… 80mℓ
- 塩 …… 小さじ½

オリーブオイル …… 大さじ1
小麦粉、揚げ油 …… 各適量

作り方

① しいたけは石づきを取り、ざるなどにならべて半日ほど干す。
② ❶、玉ねぎ、パプリカは2cm角に切る。
③ フライパンにオリーブオイルを熱し、❷の玉ねぎとパプリカを炒める。
④ ❷のしいたけに小麦粉をまぶし、中温（170～180℃）の揚げ油で揚げる。
⑤ フライパンにAを入れ、よく混ぜてから火にかける。とろみが出てきたら油をきった❸、❹を加えて混ぜる。

ポイント　しいたけは消化を司る脾の働きを高め、血の巡りを改善してシミを予防します。

症状17

ニキビ・吹き出物

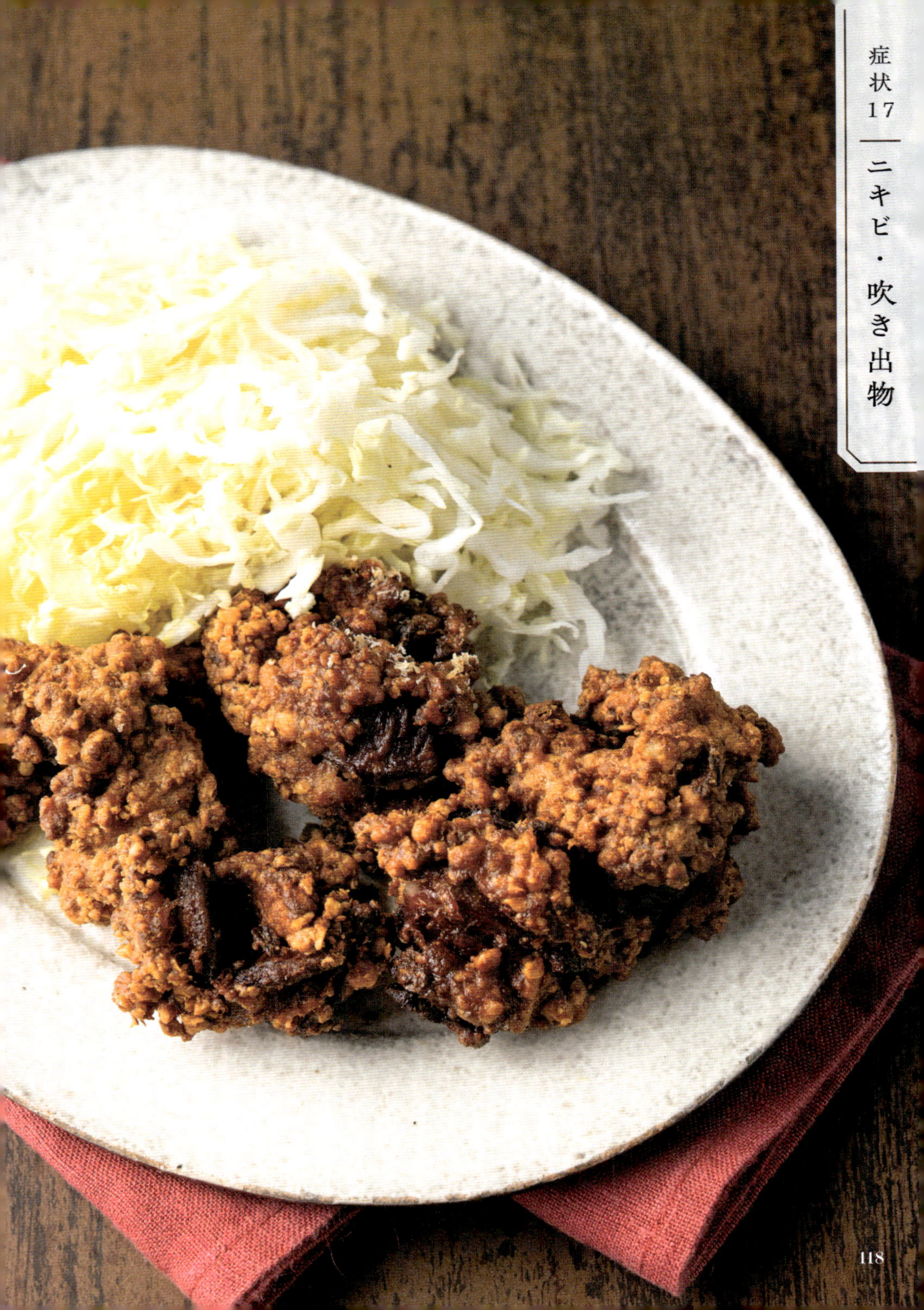

クラクラ

鶏レバーのナッツフライ

×にんにく塩麹

材料（2人分）

鶏レバー …. 200g
好みのナッツ …. 30g

A	玉ねぎ（すりおろす）…. ¼個
	にんにく塩麹 …. 大さじ2
	しょうゆ …. 小さじ1

小麦粉、卵 …. 各適量
揚げ油 …. 適量
キャベツ（せん切り）…. 適量

作り方

① 鶏レバーはひと口大に切り、牛乳（分量外）に20分ほど浸して水洗いし、水けをふく。
② Aを混ぜ合わせ、❶を加えて15分ほどおく。
③ ナッツを厚手のポリ袋などに入れ、すりこぎなどでたたいて砕く。
④ 汁けをきった❷に、小麦粉、卵、❸の順でころもをつけ、中温（170～180℃）の油で揚げる。
⑤ キャベツとともに器に盛る。

ポイント　ニキビなどの肌トラブルの原因のひとつが、血の流れが滞ってしまうことです。鶏レバーとナッツには、血の巡りを整える優れた効果があります。

クラクラ

まぐろと小松菜のおひたし×うま塩麹

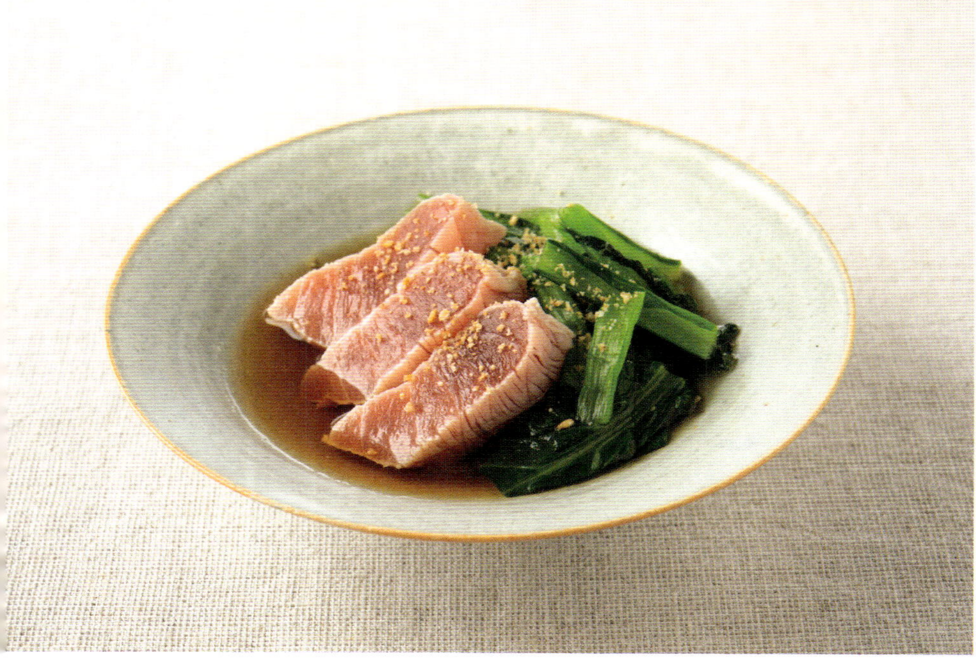

材料（2人分）

まぐろ（刺身用のさく）…… 60g
小松菜 …… 2株

A	うま塩麹 …… 小さじ1 めんつゆ（ストレートタイプ） …… ¼カップ

作り方

① まぐろは熱湯にさっとくぐらせ、氷水にとって冷やす。

② 小松菜は熱湯でゆでて冷水にとり、水けを絞って3cm長さに切る。

③ ❶の水けをきって食べやすい厚さに切る。

④ ❷、❸を器に盛り、混ぜ合わせたAをかける。

ポイント　まぐろと小松菜は血を作る食材。不足している血を補い、全身に届けます。

ガックリ ● クラクラ

金柑のイクラのせ

× レモン塩

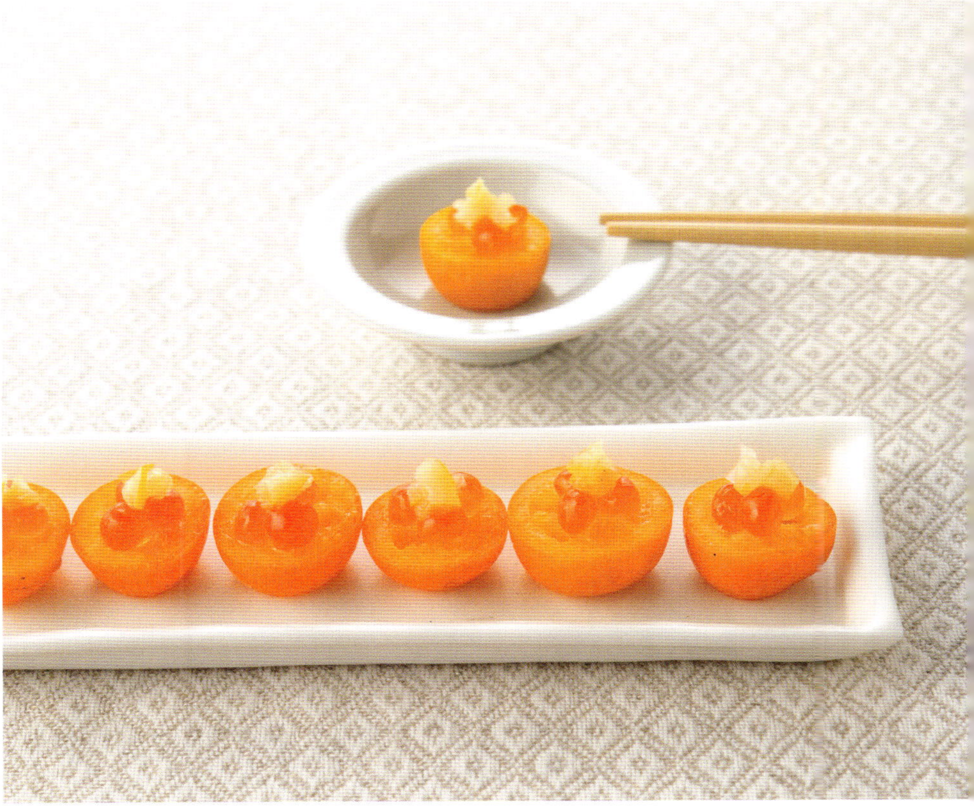

材料（2人分）

金柑 …… 5個

イクラ …… 大さじ1

レモン塩（みじん切り） …… 適量

作り方

① 金柑は横半分に切り、それぞれにイクラをのせる。

② ❶の上にそれぞれレモン塩をのせる。

ポイント イクラは血を作る食材。金柑とレモンで、頭に滞った気の巡りも整えます。

症状18

髪のパサつき・白髪

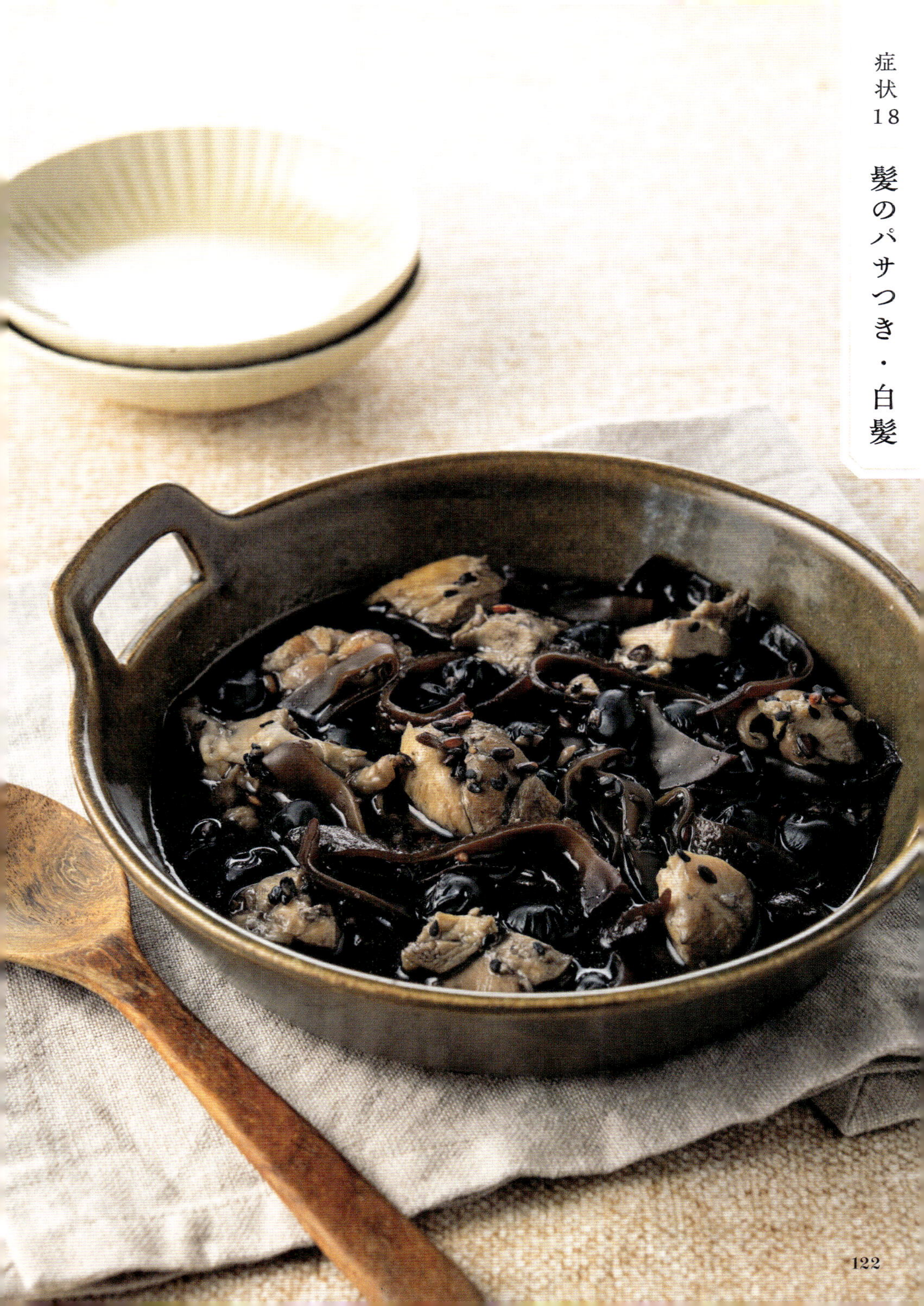

クラクラ

鶏肉のブラックスープ煮込み

× しょうが塩麹

材料（2人分）

鶏もも肉 …. 70g
黒豆（水煮またはドライパック）…. 20g
黒米（または米）…. 20g
黒炒りごま …. 大さじ1
黒きくらげ※（乾燥）…. 5g
しょうが塩麹 …. 大さじ2
水 …. 2カップ

※または生の黒きくらげ50g

作り方

① きくらげは水につけてもどし、食べやすい大きさに切る。
② 黒米はさっと洗う。鶏肉はひと口大に切る。
③ 鍋にすべての材料を入れて火にかけ、沸騰したら弱火にし、ふたをして20分ほど煮る。

ポイント　「髪は血の余り」といわれるように、髪は血が最後に届けられるところ。血を作る黒い食材をしっかりとり、髪にも血がいき渡るようにしましょう。

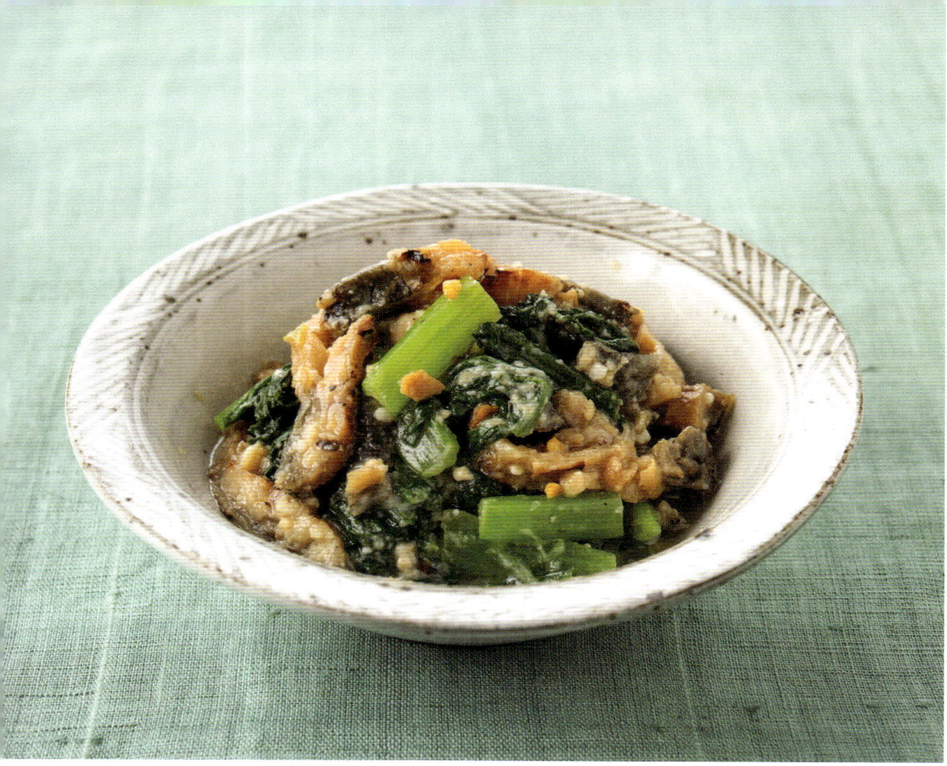

クラクラ

うなぎと小松菜の酢みそあえ × 陳皮酢

材料（2人分）

うなぎかば焼き …. 70g
小松菜 …. ½束
A 陳皮酢（または酢）…. 大さじ2
　みそ …. 大さじ2と½
みりん …. 大さじ1と⅓

作り方

① 小鍋にみりんを入れ、ひと煮立ちさせて火を止め、Aを加えて混ぜる。
② 小松菜は熱湯でゆでて冷水にとり、水けを絞って3cm長さに切る。
③ うなぎは1cm幅に切り、❷と合わせて❶であえる。

ポイント　小松菜で血、うなぎで気を補給。作られた血を全身にしっかり巡らせます。

クラクラ

りんごとマスカットのカマンベールフォンデュ

× にんにく塩麹

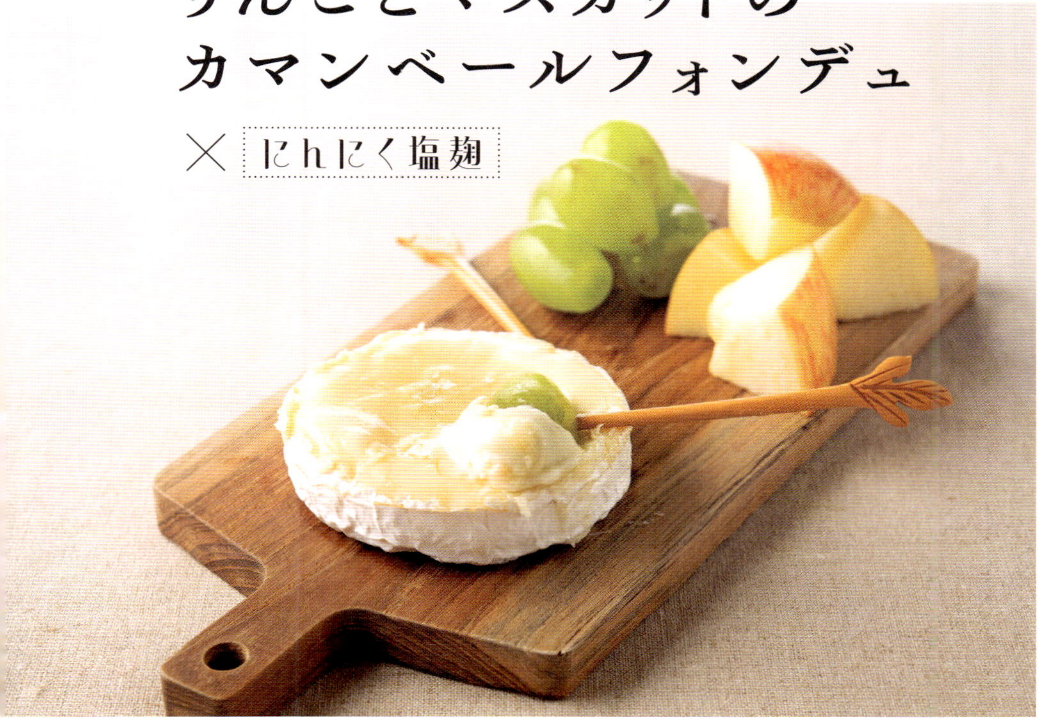

材料（2人分）

りんご …… ⅙個

マスカット …… 6 ～ 7粒

カマンベールチーズ …… 1個

にんにく塩麹 …… 小さじ½

A	はちみつ …… 小さじ2
	水 …… ½カップ

作り方

① りんごは皮つきのままひと口大に切り、混ぜ合わせたAにつけておく。マスカットは半分に切る。

② カマンベールチーズは上面の皮を切り取り、にんにく塩麹をかける。耐熱皿にのせ、電子レンジ(600W)で1分加熱する。

③ ❶と❷を器に盛り、フルーツに溶けたチーズをつけて食べる。

ポイント 気を補うチーズでエネルギーを補給。マスカットで血を作るパワーを高めます。

症状19　むくみ

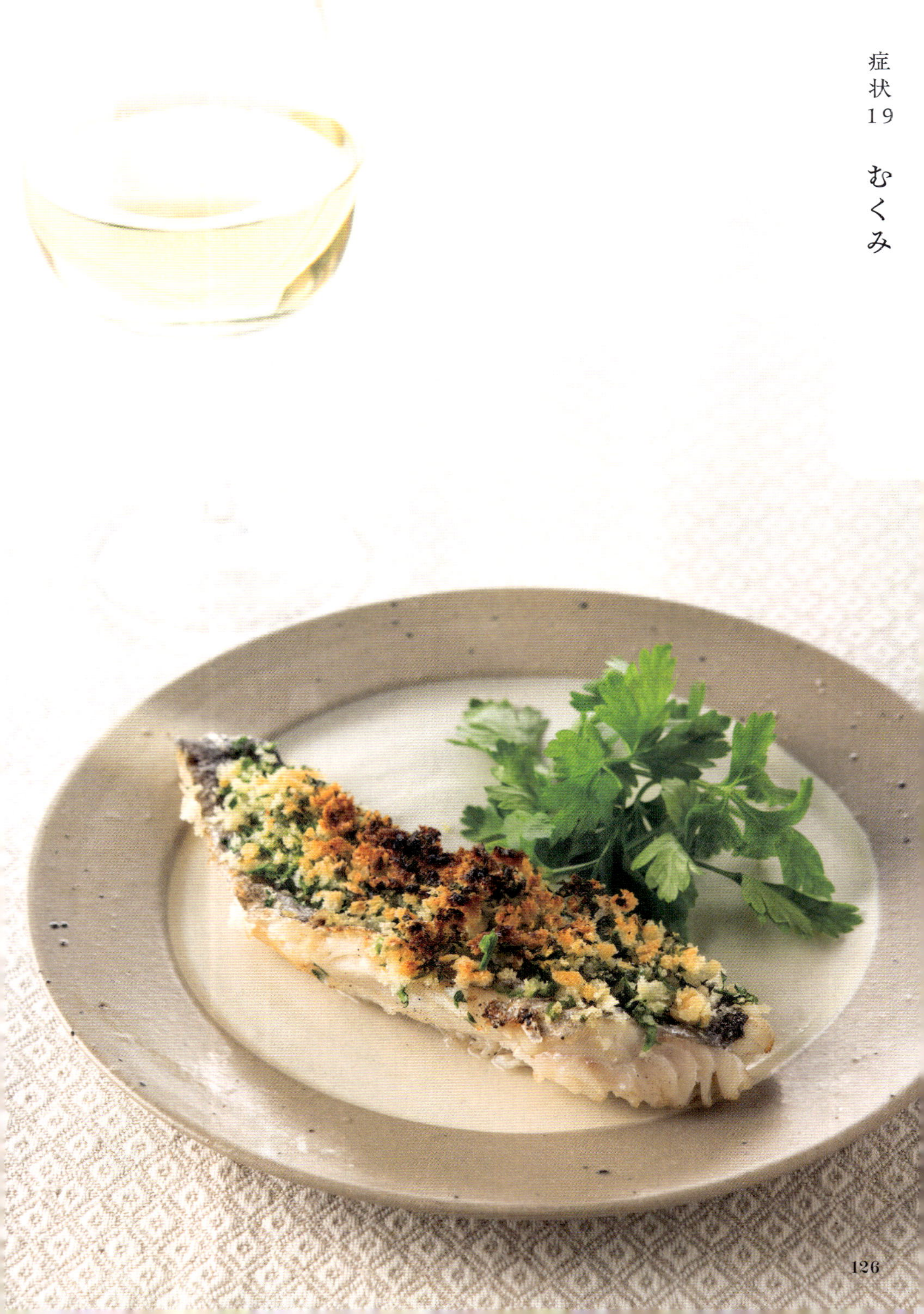

ガックリ

白身魚の香草焼き

×にんにく塩麹

材料（2人分）

白身魚（すずき、たらなど）…… 2切れ
好みのハーブ（クレソン、パセリ、ディルなど）…… 合わせて40g
にんにく塩麹 …… 小さじ1
A ｜パン粉 …… 大さじ3
　 ｜溶かしバター …… 大さじ1と½
オリーブオイル …… 大さじ1
イタリアンパセリ …… 適量

作り方

①ハーブはみじん切りにし、Aと混ぜ合わせる。
②白身魚に、にんにく塩麹を塗る。
③フライパンにオリーブオイルを熱し、❷の両面を焼く。
④❸に❶をのせ、オーブントースターでパン粉に焼き色がつくまで焼く。
⑤器に盛り、イタリアンパセリを添える。

ポイント　むくみは、水の流れが滞ることによって起こります。香りのよいハーブには体にたまった湿気を流し､「水はけのよい体」を作る効果があります。

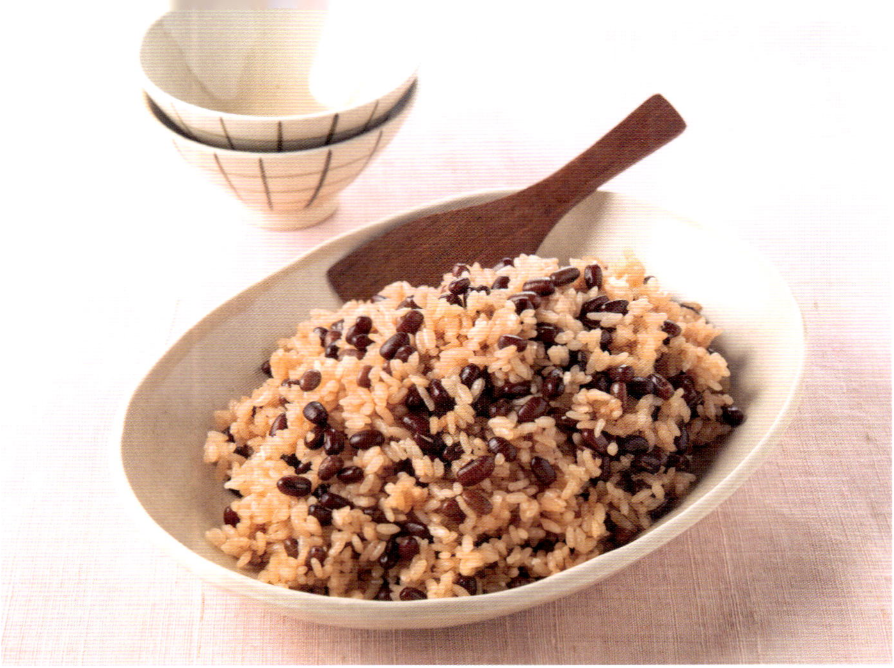

ガックリ

あずきごはん × 塩麹

材料（作りやすい分量）

あずき（乾燥）…… 50g
塩麹 …… 小さじ1
米 …… 1合
水 …… 1カップ

作り方

① あずきはさっと洗い、たっぷりの水（分量外）とともに小鍋に入れて火にかける。沸騰したら弱火にして15分ほどゆで、火を止めて冷ましておく。
② といだ米を炊飯器の内釜に入れ、1合の目盛りまで冷ました❶のゆで汁を入れる（足りない場合は水を足す）。
③ 汁けをきった❶のあずきを加え、塩麹をのせて混ぜずに（※）炊く。
④ 盛りつける前に、全体をよく混ぜる。

※ 混ぜてから炊くと炊飯中に発酵し、炊き上がりが水っぽくなることがある。

ポイント あずきは、水の流れを促す食材。体内にたまった水を流し、むくみを改善します。

ガックリ　アツアツ

冬瓜のフルーツポンチ

× 甘麹

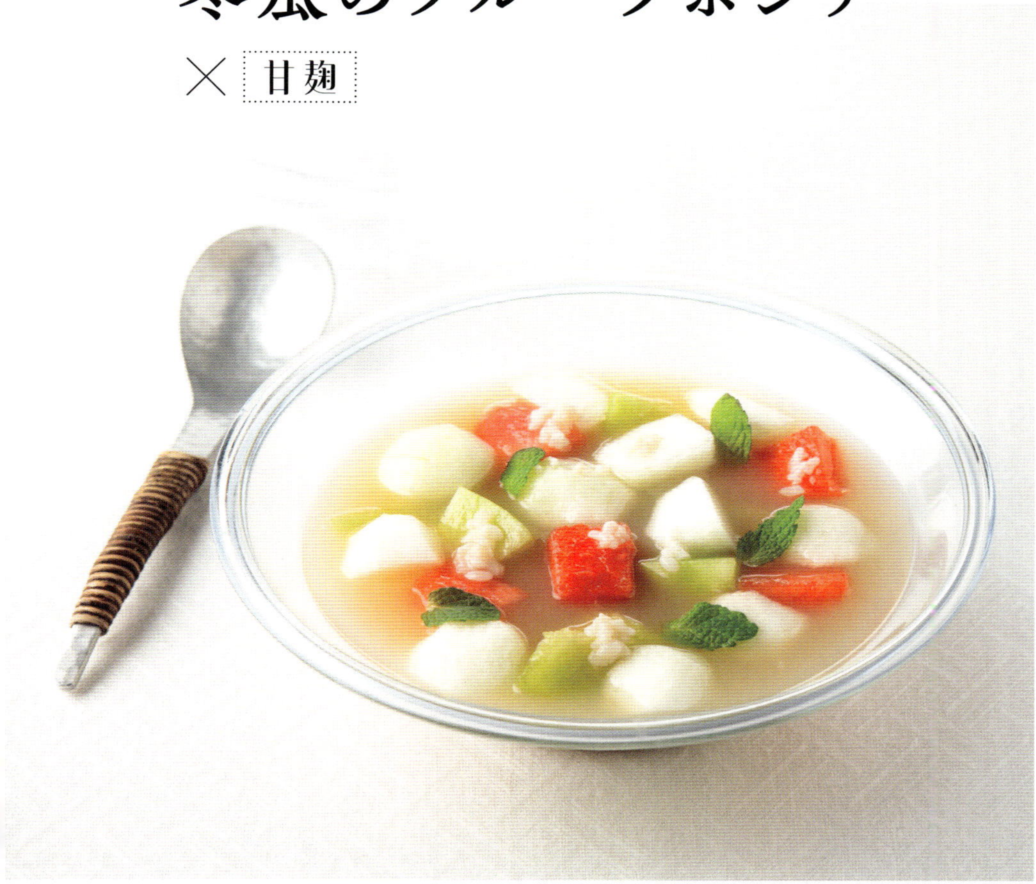

材料（作りやすい分量）

冬瓜、すいか、メロン
…… 各100g
甘麹 …… 大さじ5と½
とうもろこし茶 …… 2カップ
ミント …… 適量

作り方

① 冬瓜、すいか、メロンはひと口大に切る。
② とうもろこし茶(熱い場合は冷ます)に甘麹を加えて混ぜる。
③ ❷に❶を入れ、冷蔵庫で冷やす。食べる直前にミントをちらす。

ポイント　冬瓜、すいか、メロンはすべて、水の流れを整えるのに役立つ食材です。

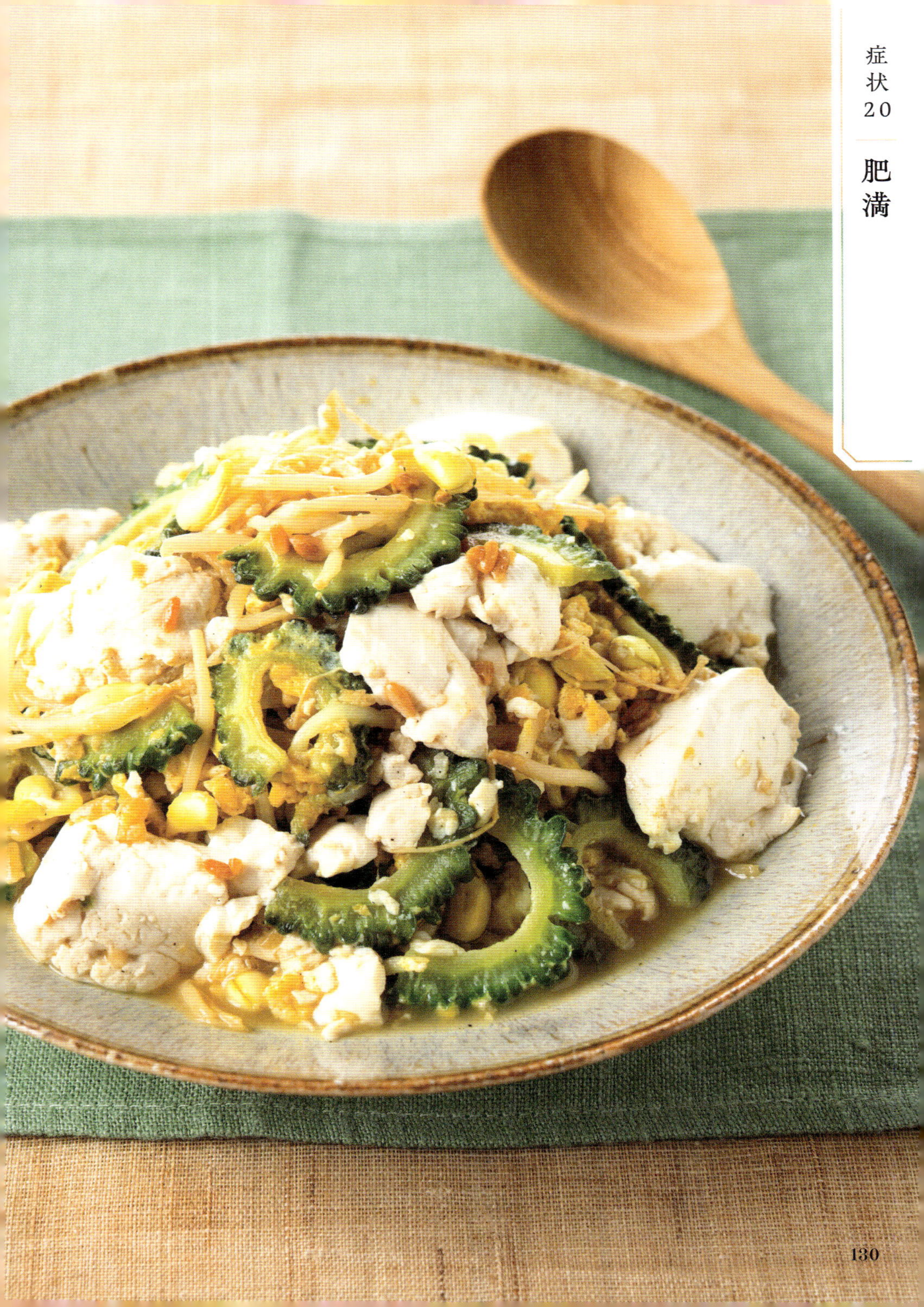

ガックリ

豆もやし入り
ゴーヤチャンプルー

× しょうゆ麹

材料（2人分）

豆もやし …… 1袋
ゴーヤ …… ½本
豆腐（木綿） …… 大1丁
卵 …… 2個
しょうゆ麹 …… 大さじ3
サラダ油 …… 大さじ2

作り方

① 豆腐は水きりする。ゴーヤは種とワタを取り、薄切りにする。
② フライパンにサラダ油を熱し、❶のゴーヤと豆もやしを炒める。
③ ゴーヤに火が通ったら卵を溶きほぐして加え、全体を混ぜながら炒める。
④ しょうゆ麹を加えて炒め、❶の豆腐を手でくずしながら加えて全体を混ぜる。

ポイント　ゴーヤには、気が陽に偏るのを防いでバランスを調整する働きがあります。消化吸収機能を整える大豆（豆もやし）との組み合わせで肥満を予防・改善します。

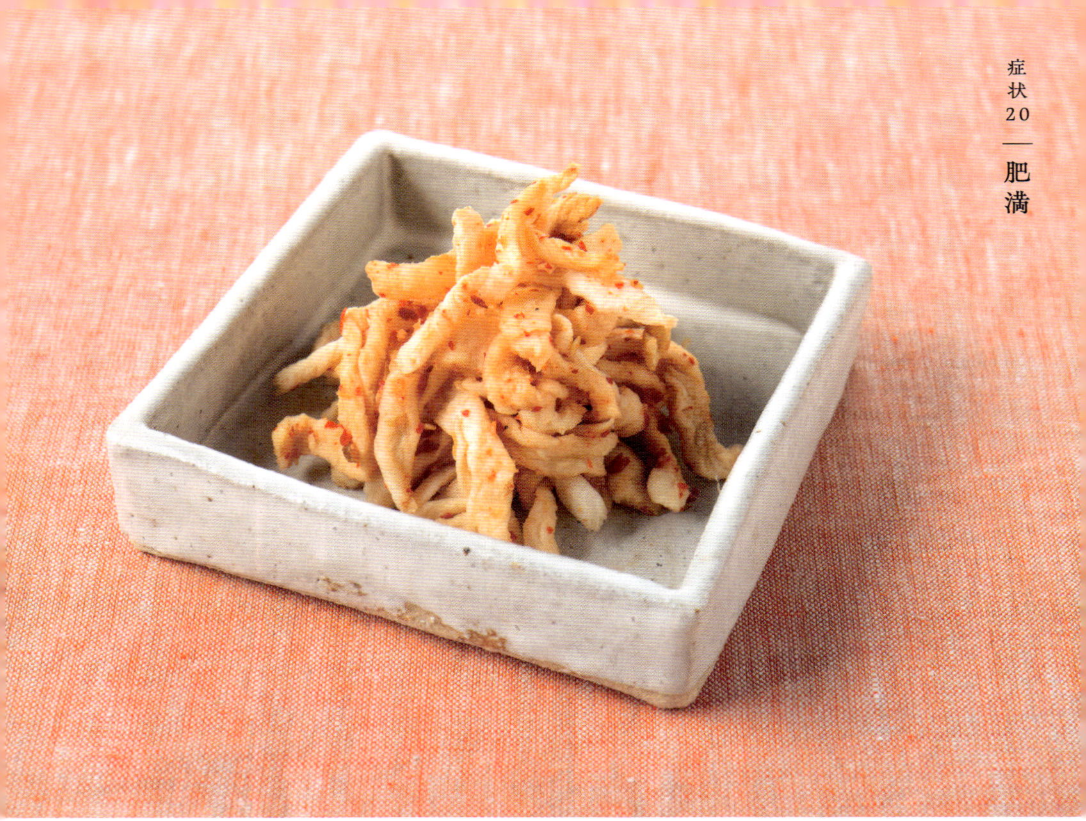

ガックリ

ピリ辛切り干しナムル

× キムチ麹

材料（2人分）

切り干し大根 …… 50g
キムチ麹 …… 大さじ1と½

作り方

① 切り干し大根は水につけてもどし、水けを絞って食べやすい長さに切る。
② キムチ麹を加えてあえる。

ポイント 大根が消化吸収を整え、ピリ辛のキムチ麹で気の流れをスムーズにします。

ガックリ

パイナップルと大根のサラダ × 塩麹 甘麹

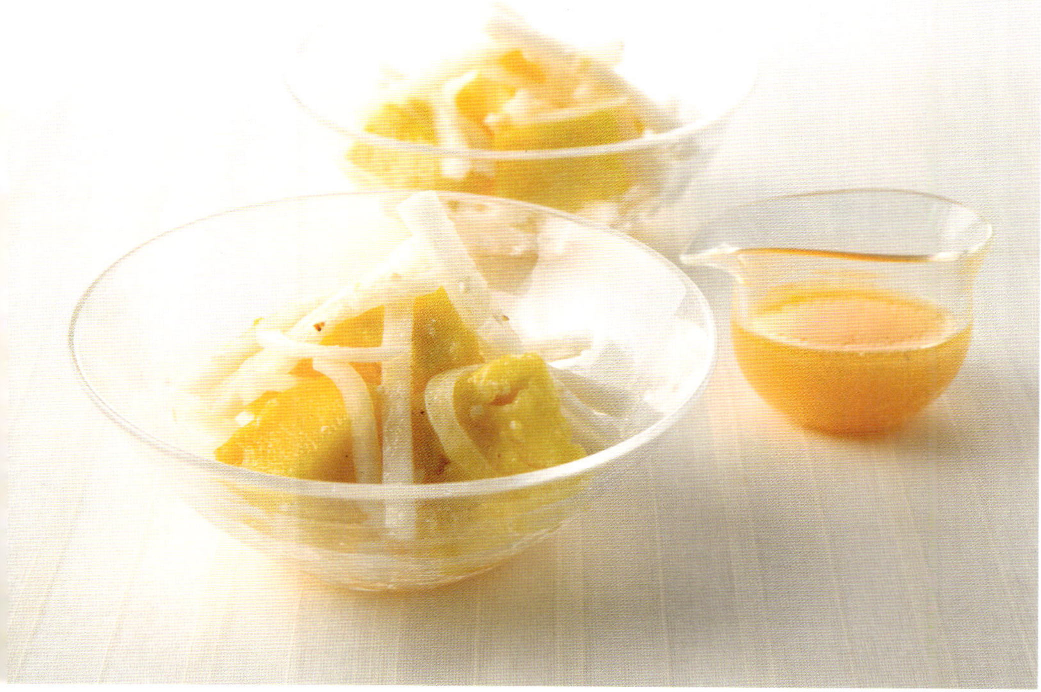

材料（作りやすい分量）

パイナップル …. 200g
大根 …. 5㎝
玉ねぎ …. ¼個

A	塩麹 …. 大さじ1と½
	甘麹、オレンジジュース …. 各大さじ3
	オリーブオイル …. 大さじ⅔
	こしょう …. 少々

作り方

① パイナップルはひと口大に切る。大根はせん切り、玉ねぎは薄切りにする。

② ❶を軽く混ぜて器に盛り、混ぜ合わせたAをかける。

ポイント　パイナップルと大根で消化を促進。玉ねぎで気を巡らせ、滞った栄養を流します。

ガックリ

梅抹茶ごはん×塩麹

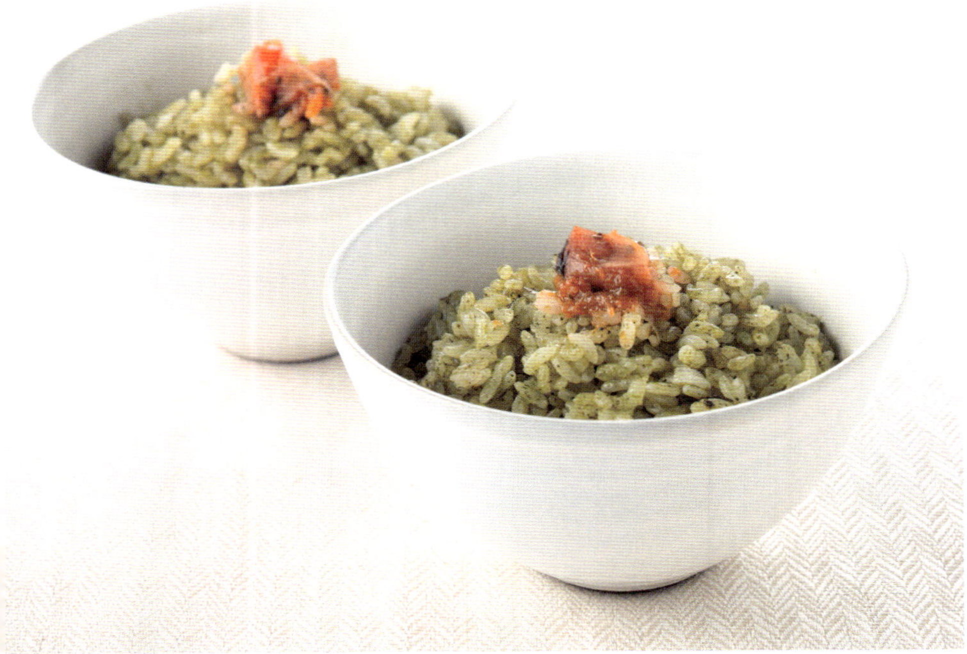

材料（作りやすい分量）

梅干し …… 2個
米 …… 1合
塩麹 …… 小さじ½
抹茶 …… 2g
水、飾り用の梅干し
…… 適量

作り方

① といだ米を炊飯器の内釜に入れて1合の目盛りまで水を注ぎ、抹茶を加えて混ぜる。
② 種を取った梅干しと塩麹をのせて混ぜずに(※)炊く。
③ よく混ぜてから器に盛り、飾り用の梅干しをのせる

※ 混ぜてから炊くと炊飯中に発酵し、炊き上がりが水っぽくなることがある。

ポイント 梅は消化吸収を司る脾の働きを高め、抹茶は気の流れを改善します。

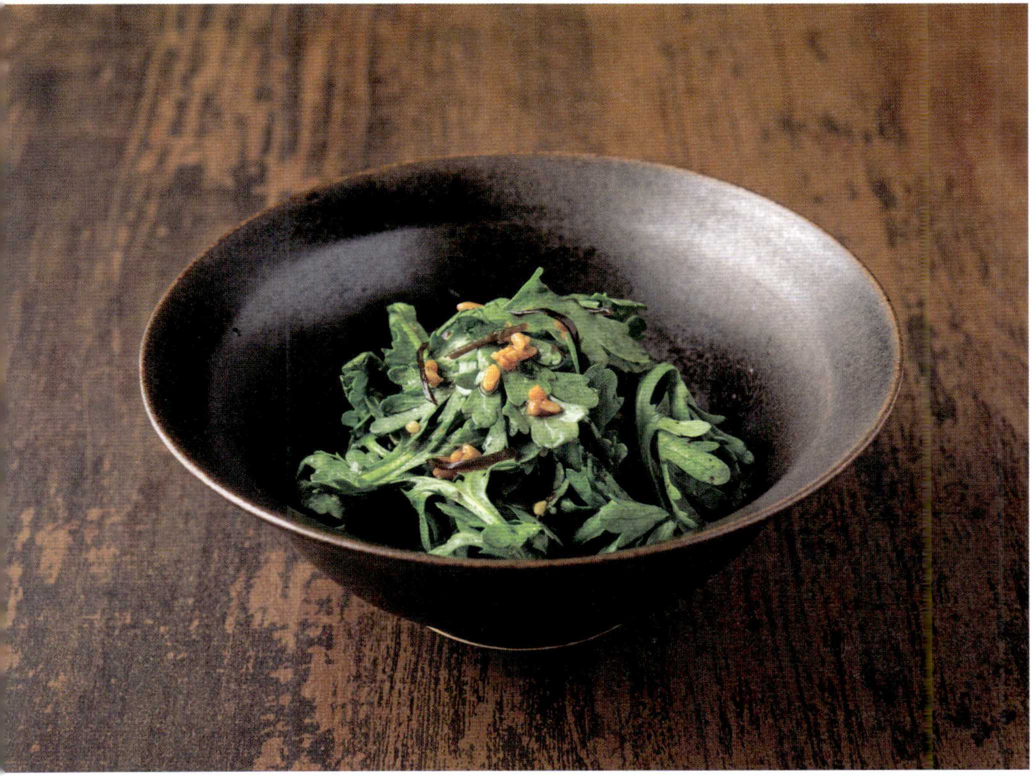

ガックリ

春菊の発散サラダ

× 発散しょうゆ麹

材料（2人分）

春菊（あればサラダ用）…… 80g
発散しょうゆ麹 …… 小さじ2

作り方

① 春菊は食べやすい大きさにちぎる。サラダ用ではない場合は、葉の部分だけ使う。

② ❶に発散しょうゆ麹を加えてあえる。

ポイント　春菊も発散しょうゆ麹も、気を巡らせて栄養の滞りを改善します。

症状21

ほてり・のぼせ

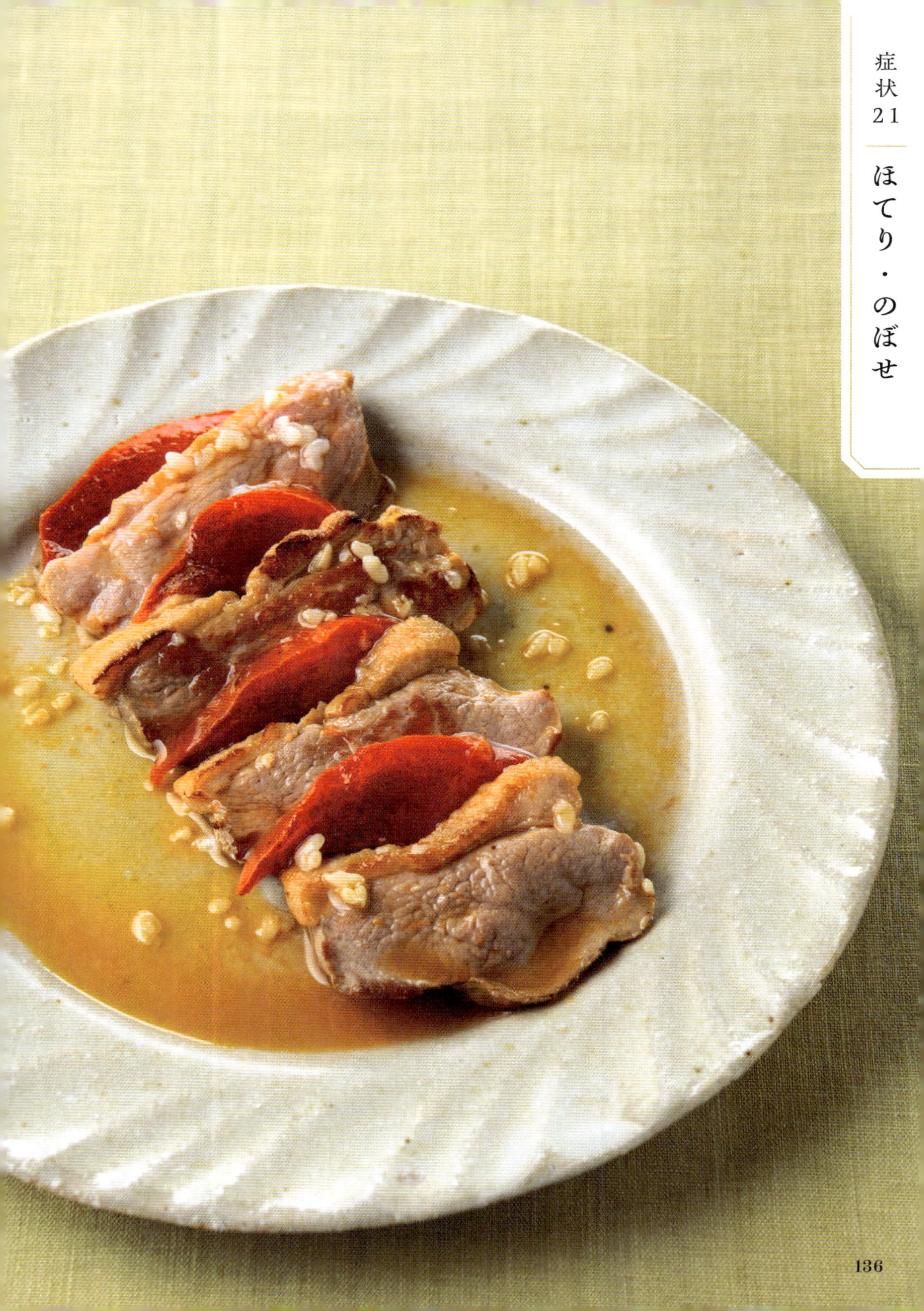

カラカラ

鴨と柿のソテー

× 塩麹

材料（2人分）

合鴨ロース肉 …… 200g
柿 …… ½個
A｜塩麴 …… 大さじ3
　｜オレンジジュース …… ½カップ

作り方

① 合鴨肉は、ブロックなら食べやすい厚さに切り分ける。
② 柿は❶と厚さをそろえて切る。
③ フライパンに❶を並べ、両面を焼く。途中で❷も加えて一緒にソテーし、器に盛る。
④ ❸のフライパンにAを入れて混ぜながらひと煮立ちさせ、❸にかける。

ポイント　鴨は消化吸収をコントロールする脾の機能を整えます。柿とオレンジは、ほてりやのぼせの原因となる、体にこもった熱を冷ますのに役立ちます。

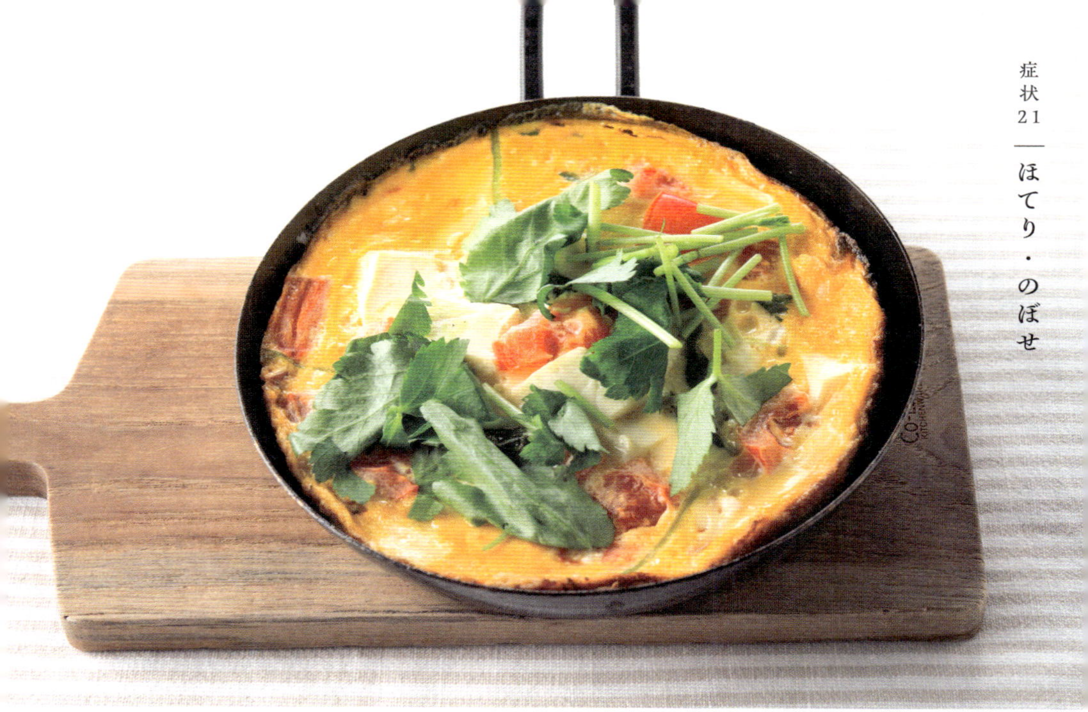

カラカラ

トマトと豆腐のボリュームオムレツ × 塩麹

材料（2人分）

卵 …… 2個
トマト …… ½個
豆腐（絹ごし） …… 大½丁
三つ葉 …… ½束
塩麹 …… 小さじ2
サラダ油 …… 大さじ1

作り方

① 豆腐は水きりし、2㎝角に切る。トマトは豆腐と大きさをそろえて切る。
② 三つ葉は3㎝長さに切る。
③ 卵を溶きほぐし、❷の三つ葉の半量と❶、塩麹を加えて混ぜる。
④ 小さいフライパンにサラダ油を熱し、❸を流し入れる。弱火にし、ふたをして焼く。
⑤ 食べる直前に、残りの三つ葉をのせる。

ポイント　豆腐とトマトで体にこもった熱を冷まし、体の潤いをキープします。

カラカラ

きゅうりとオレンジのスムージー×甘麹

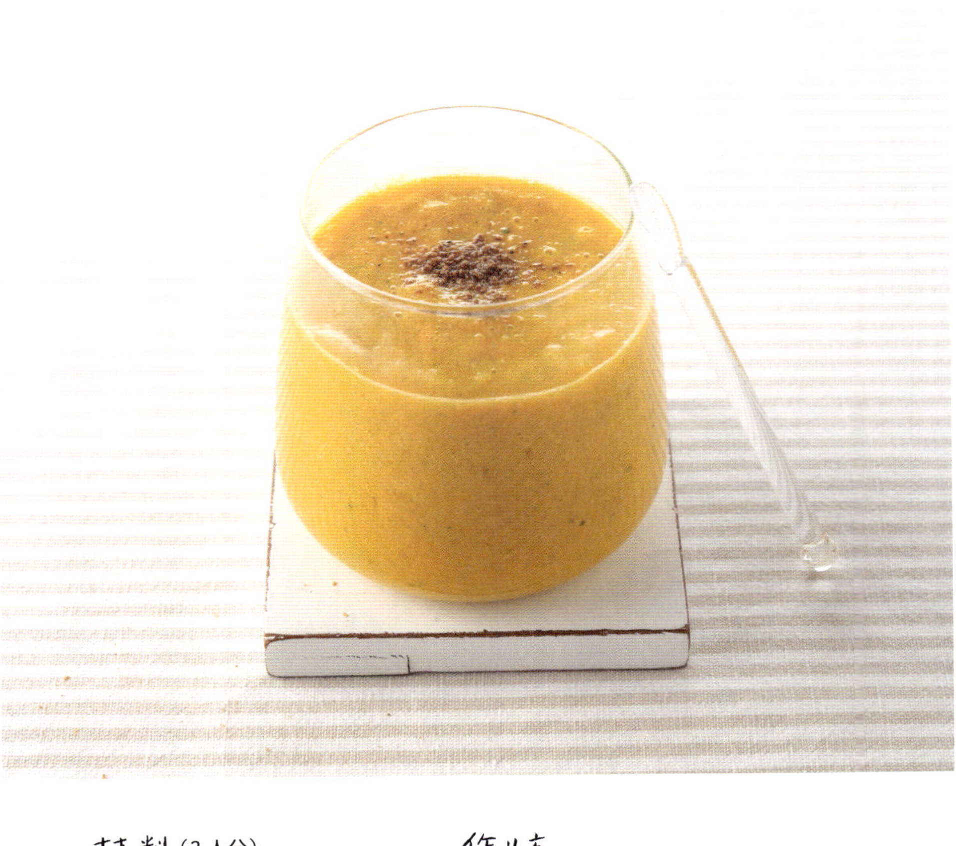

材料（2人分）

A
- きゅうり …… ½本
- オレンジ …… 1個
- 甘麹 …… 大さじ3

粉山椒 …… 少々

作り方

① A（オレンジは薄皮ごと）をミキサーやフードプロセッサーにかける。

② グラスに注ぎ、好みで粉山椒をふる。

ポイント　きゅうりは体を潤し、体にこもった熱を冷ましてほてりなどを改善します。

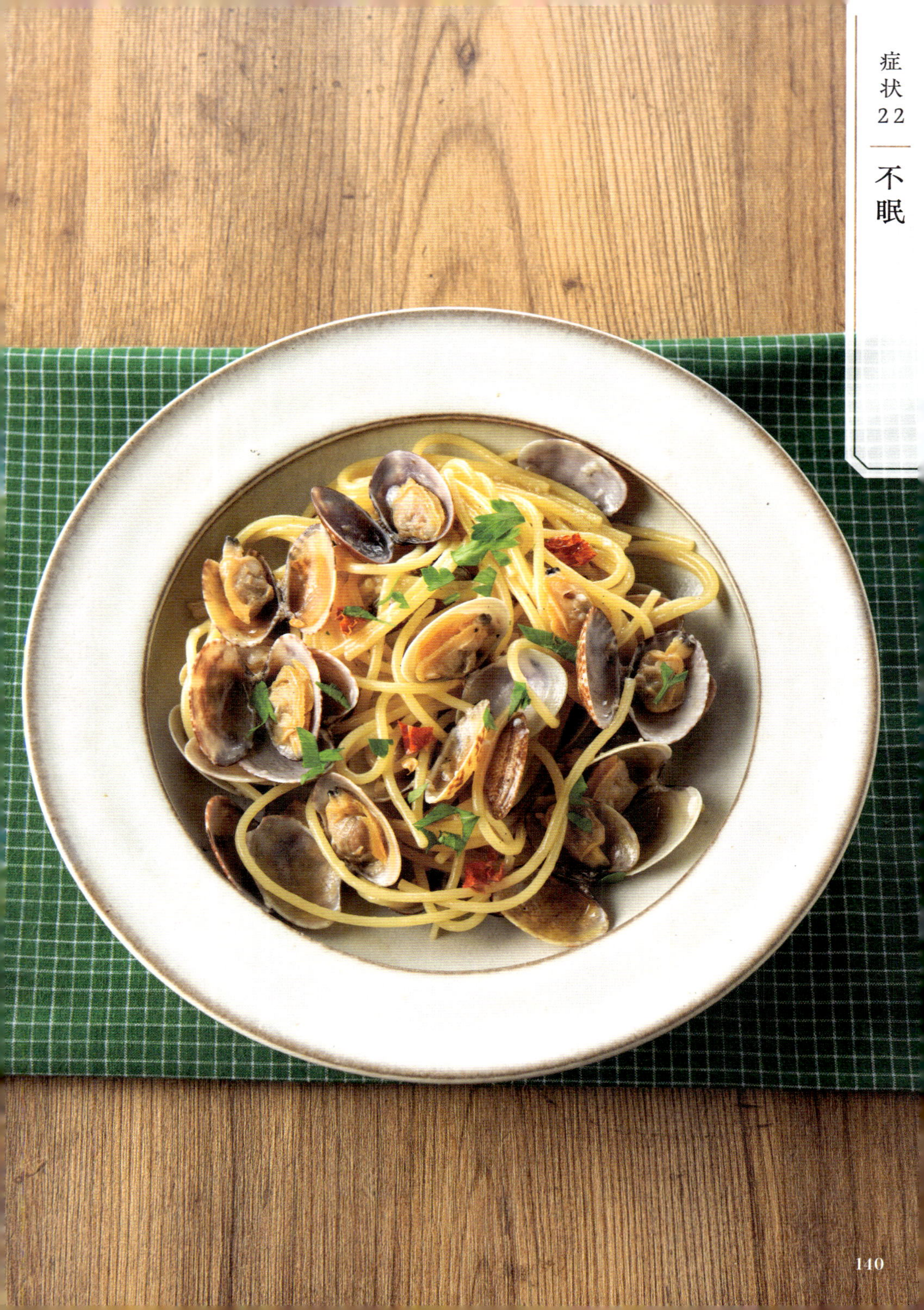

ガックリ

あさりのペペロンチーノ

× にんにく塩麹

材料（2人分）

あさり（殻つき）…… 200g
スパゲッティ …… 160g
赤唐辛子（輪切り）…… 1本
にんにく塩麹 …… 大さじ1と½
塩 …… 1つまみ
オリーブオイル …… 大さじ4
パセリ（みじん切り）…… 適量

作り方

① あさりは2～3%の塩水（分量外）に2～3時間浸して砂出しをし、殻をこすり合わせるようにして洗う。
② スパゲッティは、分量の塩を加えた熱湯で表示時間に従ってゆでる。
③ フライパンにオリーブオイルと❶のあさりを入れて火にかけ、赤唐辛子とにんにく塩麹を加える。
④ 香りが立ってきたら、スパゲッティのゆで汁大さじ2（分量外）を加えてふたをする。
⑤ あさりの殻が開いたらゆで上がったスパゲッティを加え、全体を混ぜ合わせる。
⑥ 器に盛り、パセリをちらす。

ポイント あさりには体にこもった熱を冷まし、イライラや緊張をしずめる働きがあります。小麦（スパゲッティ）も、心を安定させるのに役立つ食材です。

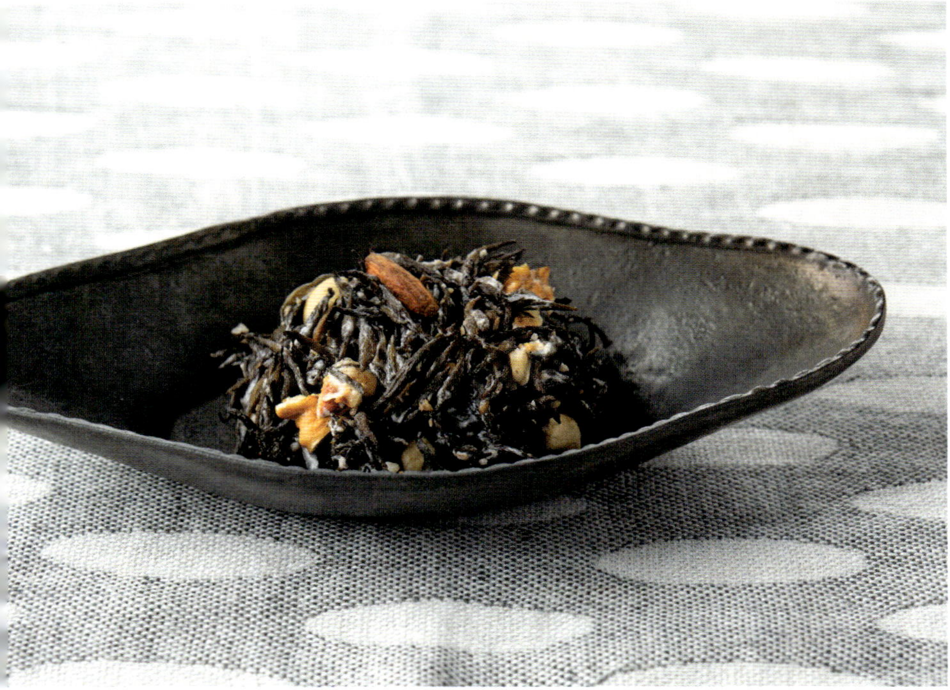

ガックリ

ひじきとナッツのクリームチーズあえ × ナッツ麹

材料（2人分）

ひじき（乾燥）…… 20g
ミックスナッツ …… 30g
クリームチーズ …… 50g
ナッツ麹 …… 小さじ2

作り方

① ひじきは水につけてもどし、水けをきる。
② ナッツは厚手のポリ袋に入れ、めん棒などでたたいて砕く。
③ ボウルにクリームチーズを入れ、❶、❷、ナッツ麹を加えて混ぜ合わせる。

ポイント　ひじきは心を安定させる安神類の食材。心身の疲れを癒やす血を作る働きも。

ガックリ

ジャスミンと紅茶のシャーベット×甘麹

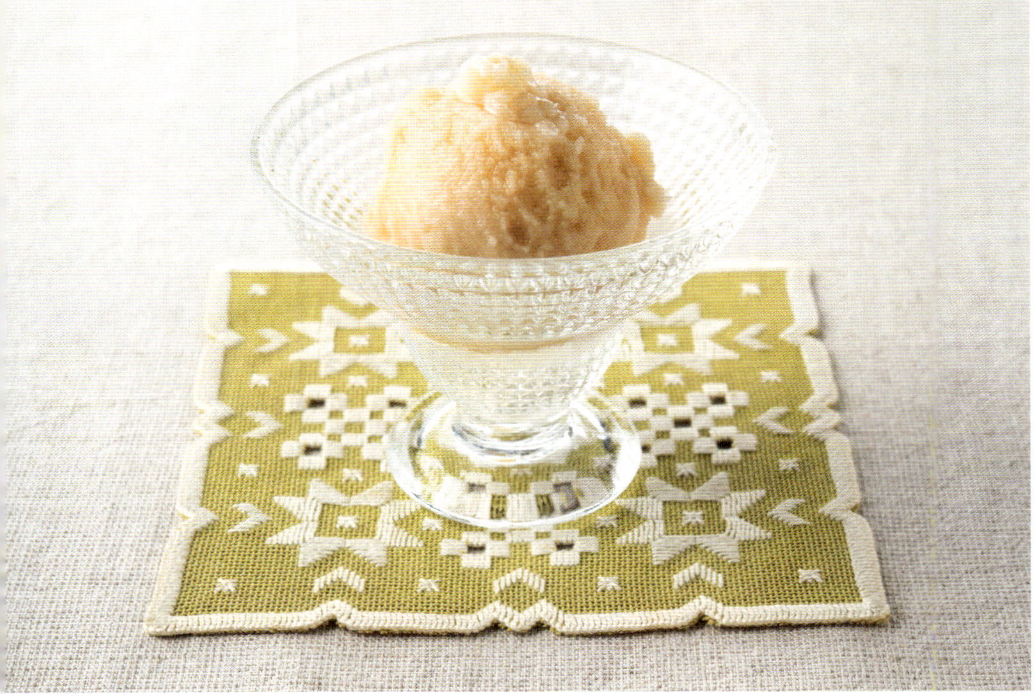

材料（作りやすい分量）

A
- ジャスミン …. 10g
- 紅茶 …. 小さじ2（※）

B
- 甘麹 …. 4/5カップ
- 砂糖 …. 100g

熱湯 …. 220mℓ

※またはティーバッグ2個

作り方

① ティーポットにAを入れて分量の熱湯を注ぎ、ふたをして3分以上蒸らす。

② ボウルなどに❶を注ぎ入れ、Bを加えて混ぜる。

③ 粗熱がとれたらバットなどに移して冷凍庫に入れる。途中で何度か混ぜながら、4時間ほど冷やしかためる。

ポイント　ジャスミンの香りはリラックス効果抜群。紅茶も心を安定させるのに役立ちます。

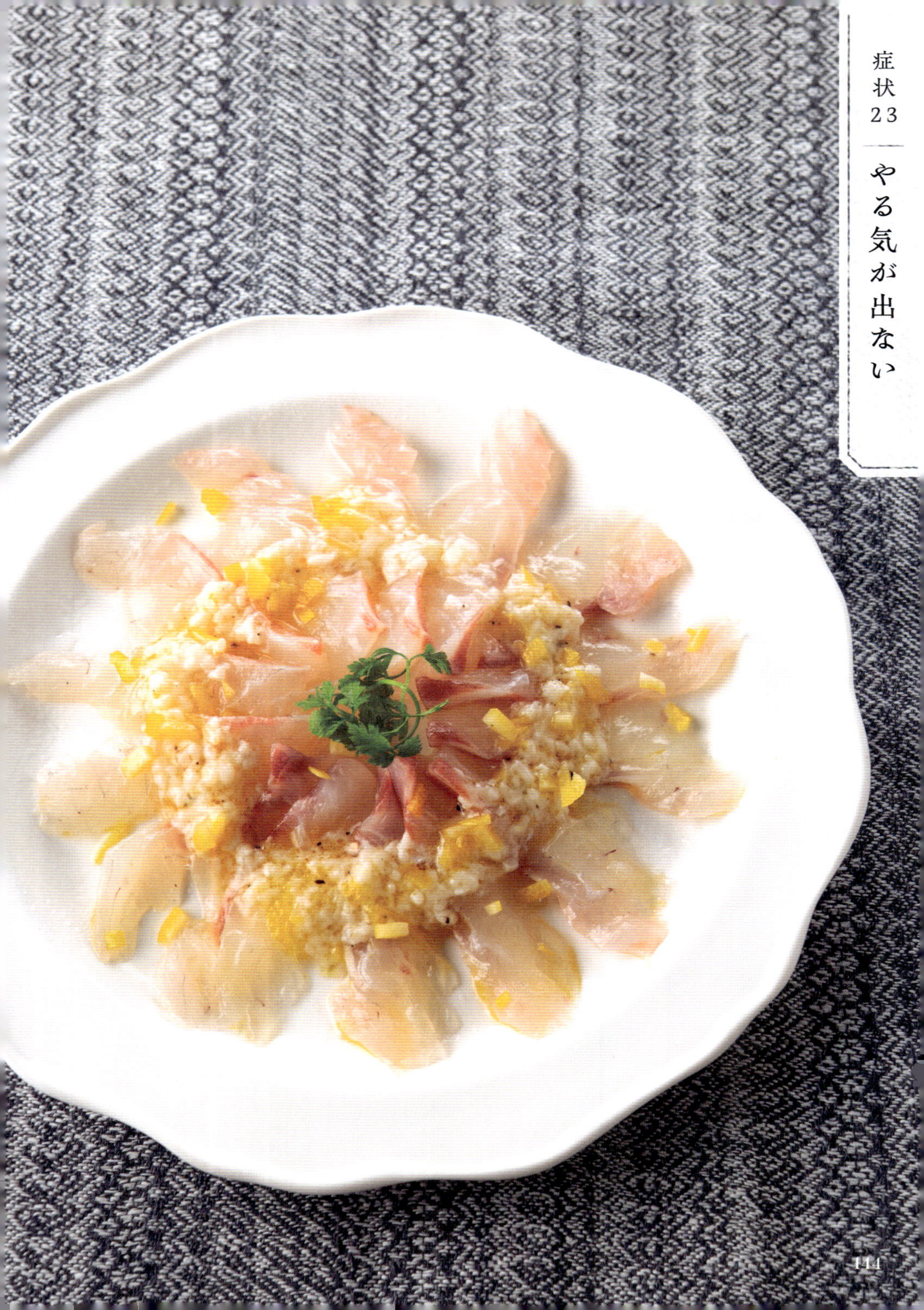

症状23

やる気が出ない

ガックリ　モヤモヤ

鯛のレモンカルパッチョ

× 塩麹　甘麹

材料（2人分）

鯛（刺身用）…… 150g
国産レモンの皮 …… ½個分
A
- 塩麹、オリーブオイル …… 各小さじ2
- 甘麹 …… 大さじ1と½
- こしょう …… 少々

イタリアンパセリ …… 適量

作り方

① レモンの皮はみじん切りにし、Aと混ぜ合わせる。
② 鯛は薄いそぎ切りにする。
③ ❷を器に並べて❶を回しかけ、イタリアンパセリを飾る。

ポイント　消化吸収をコントロールする脾の機能が乱れると、パワー不足でやる気も低下しがち。脾をサポートする鯛と気を流すレモンで、心身のバランスを整えます。

ガックリ

牛肉と長ねぎのスープ

× 長ねぎごま麹

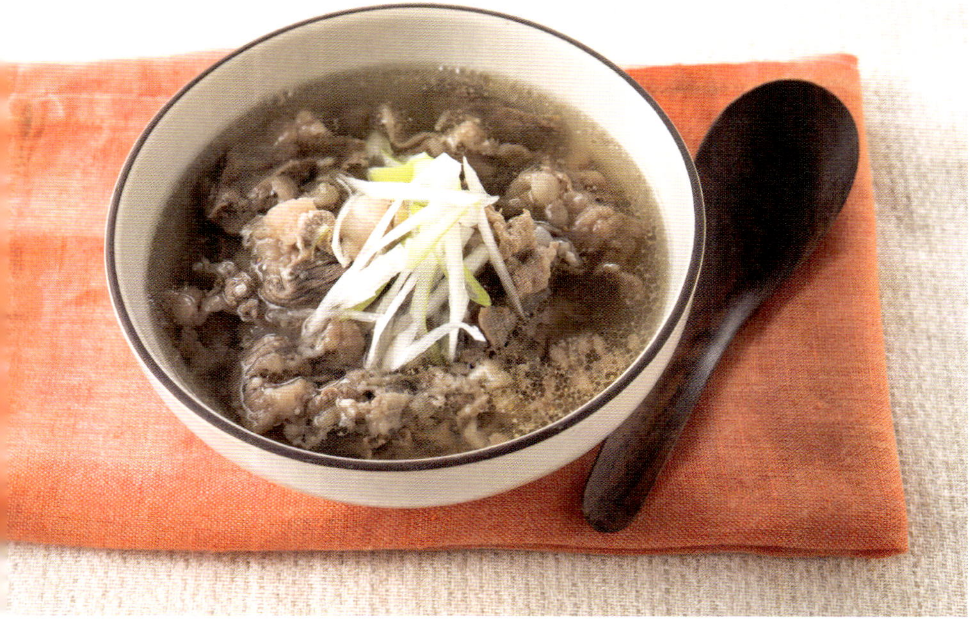

材料（2人分）

牛ロース薄切り肉 …… 100g

長ねぎ …… 10cm

A
- しょうが（すりおろす） …… ½かけ
- 長ねぎごま麹 …… 大さじ2

水 …… 2カップ

作り方

① 牛肉はひと口大に切る。長ねぎは斜め薄切りにする。

② 鍋に分量の水を入れて火にかけ、沸騰したら❶の牛肉を入れてアクを取りながら煮る。

③ 牛肉に火が通ったらAを加えて混ぜる。

④ 器に盛り、❶の長ねぎをのせる。

ポイント　牛肉で不足している気を補い、長ねぎとしょうがで気の流れを整えます。

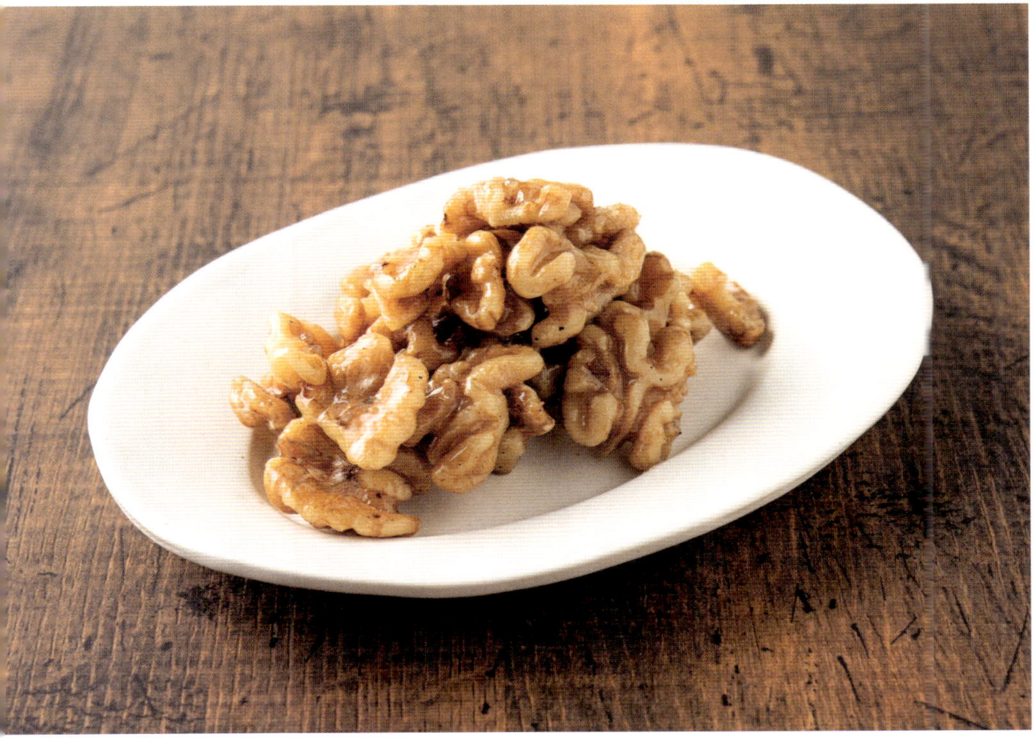

ガックリ　モヤモヤ

くるみのはちみつがらめ

× 甘麹

材料（2人分）

くるみ …. 130g

A
- 甘麹 …. 大さじ4
- はちみつ …. 大さじ2と½

作り方

① フライパンにくるみを入れ、弱火で5分ほど炒る。

② 小鍋にAを入れ、半量ほどになるまで混ぜながら弱火で煮つめる。

③ ❷に❶を入れて混ぜ合わせ、バットなどに広げて冷ます。

ポイント　くるみとはちみつは、どちらもエネルギー源となる気を補う食材です。

症状24　イライラする

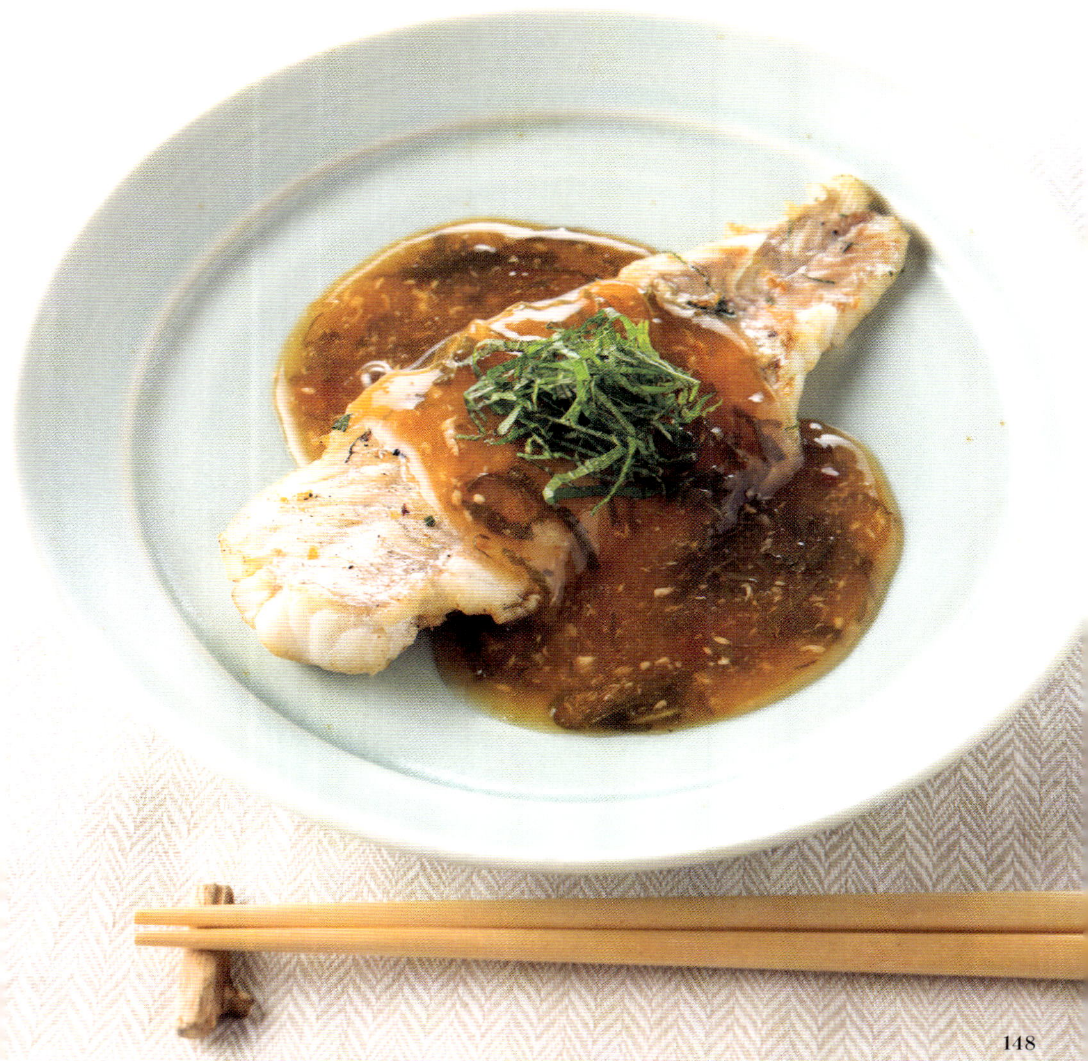

ガックリ　モヤモヤ

白身魚の黒酢あんかけ

× 甘麹

材料（2人分）

白身魚（すずき、たらなど）···· 2切れ
青じそ ···· 10枚
A｜甘麹、黒酢、酒、みりん、水 ···· 各大さじ1と½
　｜片栗粉 ···· 大さじ2
サラダ油 ···· 大さじ1
小麦粉 ···· 適量

作り方

①青じそはせん切りにする。
②小鍋にAを入れ、❶の青じその⅔量も加えて火にかける。沸騰してから1～2分、とろみがつくまで混ぜながら加熱する。
③フライパンにサラダ油を熱し、小麦粉をまぶした白身魚の両面を焼く。
④❸を器に盛って❷をかけ、残りの青じそをのせる。

ポイント　イライラの原因のひとつが、気の巡りが滞ること。気の流れには肝も関わっているため、黒酢の酸味で肝の機能を高め、気の巡りの改善につなげます。

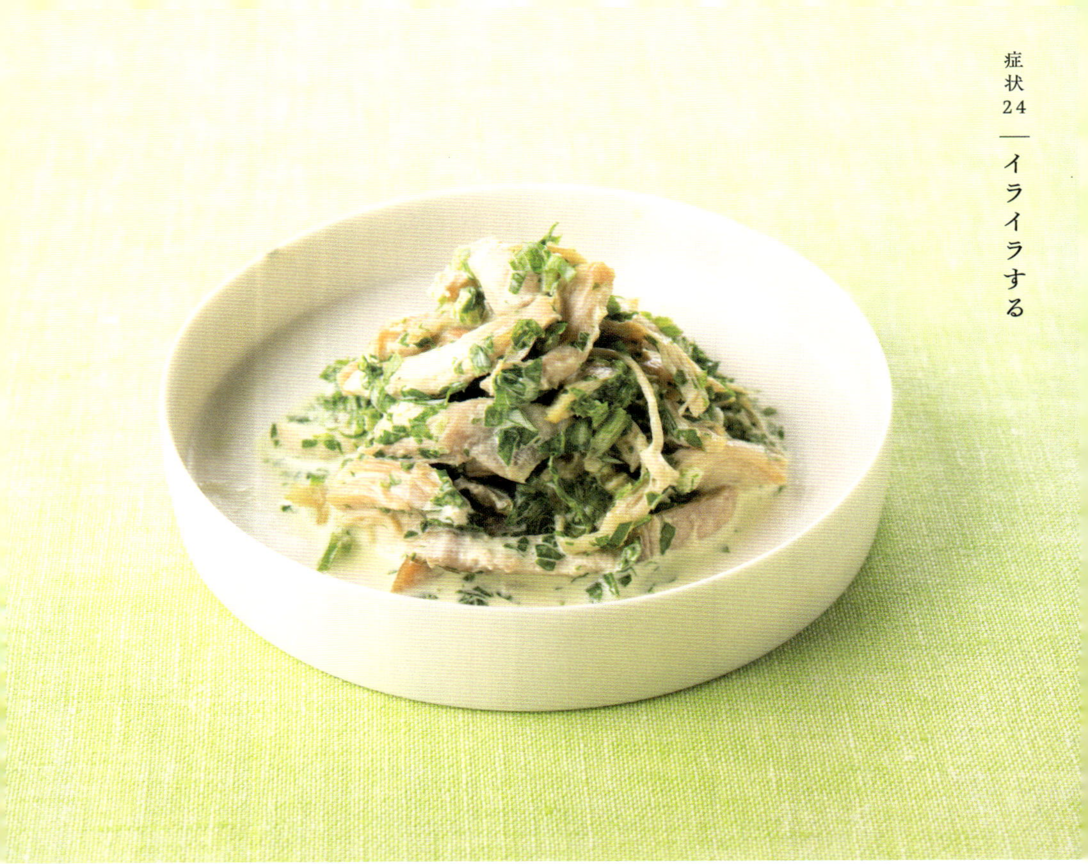

ガックリ　モヤモヤ

セロリの葉とチキンのサラダ×にんにく塩麹

材料（2人分）

セロリの葉（せん切り）…… 30g
鶏もも肉 …… 70g

A	にんにく塩麹 …… 小さじ1
	マヨネーズ …… 大さじ1と½

作り方

① 鶏肉はゆでて冷まし、食べやすい大きさに裂く。
② ボウルに❶とセロリの葉を入れ、Aを加えて混ぜ合わせる。

ポイント　鶏肉で気を補い、香りのよいセロリで気の流れをスムーズにします。

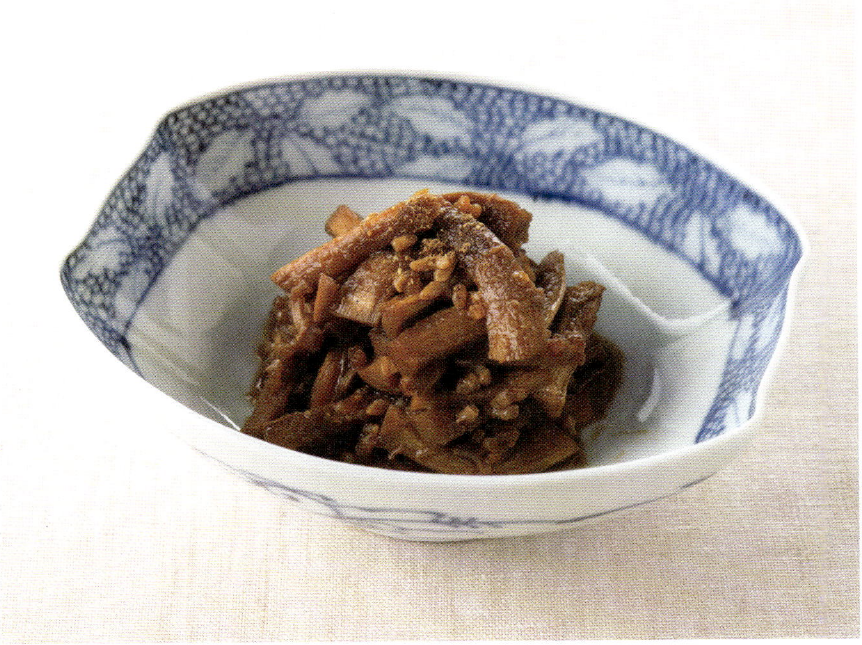

ガックリ　モヤモヤ

しいたけの山椒煮

×しょうゆ麹

材料（2人分）

しいたけ …… 4個

A
- しょうゆ麹 …… 大さじ4
- 水 …… 2カップ

粉山椒 …… 小さじ1/6

作り方

① しいたけのかさは細切りにし、軸は石づきを取って細く裂く。

② 小鍋にAと❶を入れ、ときどき混ぜながら煮る。

③ 水分がほとんどなくなったら粉山椒をふり、全体を混ぜる。

ポイント　しいたけには気持ちを落ち着かせ、山椒には気の流れをよくする働きがあります。

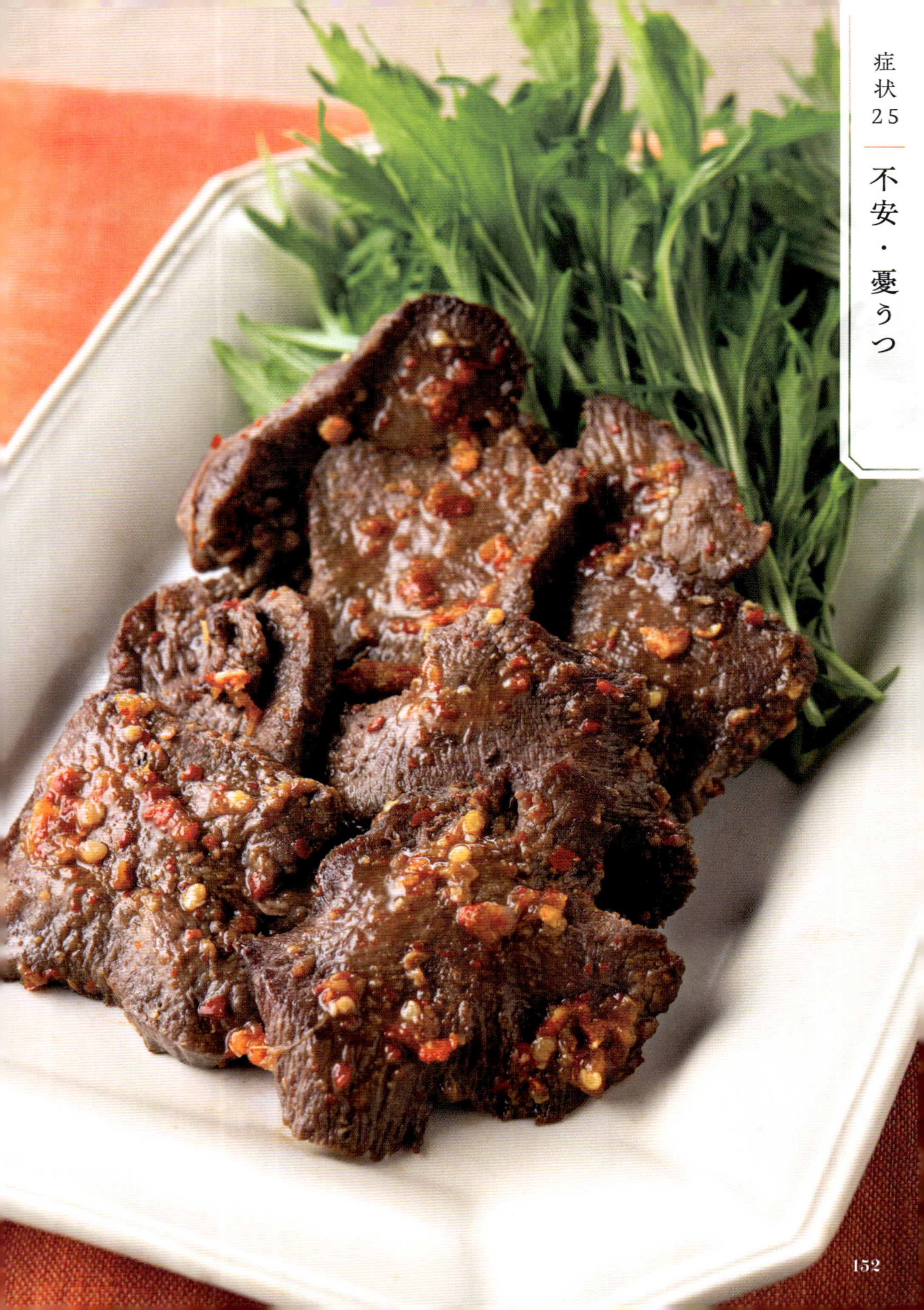

ガックリ　クラクラ

牛タンのピリ辛焼き

× キムチ麹

材料（2人分）

牛タン（薄切り）…… 150g
キムチ麹 …… 大さじ1と½
サラダ油 …… 大さじ2
水菜 …… 適量

作り方

① フライパンにサラダ油を熱し、牛タンを並べて両面を焼く。
② キムチ麹を加えてからめる。
③ 水菜とともに器に盛る。

ポイント　牛タンは、肝の働きを整える力が強い食材。精神面のコントロールに関わる肝を整えることで、リラックスして心を落ち着かせる効果が期待できます。

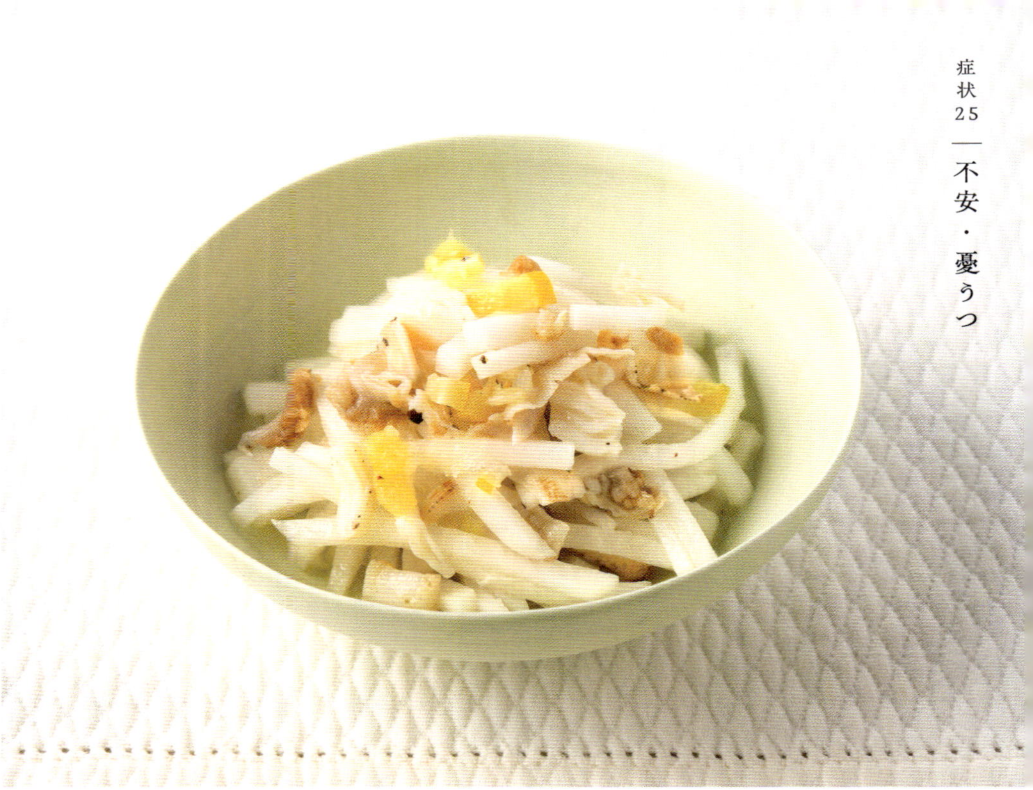

カラカラ

帆立と大根のレモンサラダ×レモン塩

材料（2人分）

帆立 …. 40g
大根 …. 5㎝
A
　レモン塩（みじん切り）…. 小さじ1
　酢 …. 小さじ1
　こしょう …. 少々

作り方

① 帆立はさっとゆでて冷まし、貝柱は裂き、ひもは食べやすい大きさに切る。
② 大根はせん切りにする。
③ ボウルに❶、❷を入れ、Aを加えて混ぜ合わせる。

ポイント　腎の働きを高める帆立は、メンタルが不安定なときにおすすめの食材です。

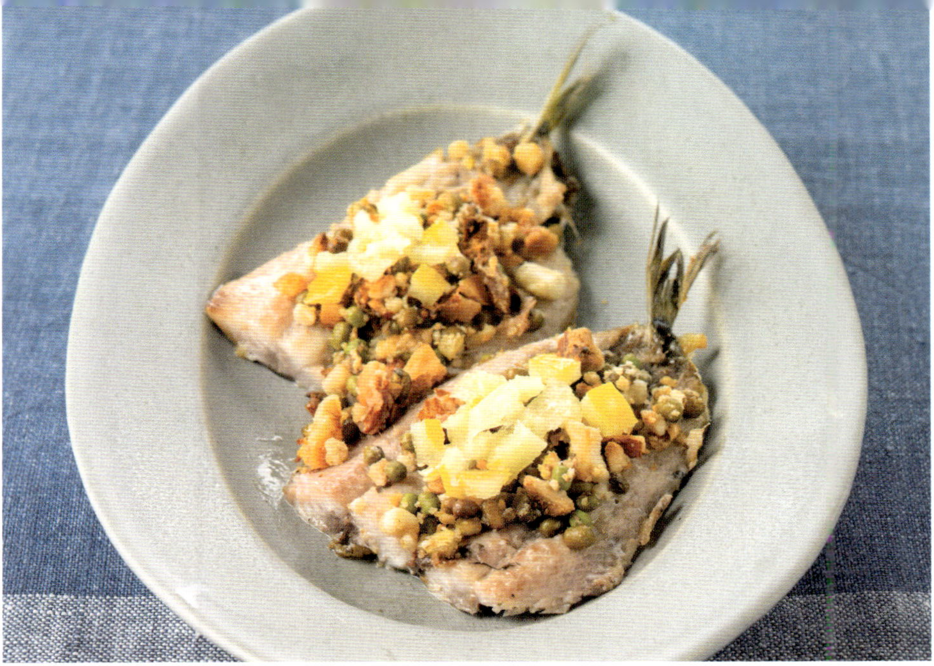

クラクラ

いわしの緑豆ナッツ焼き

× レモン塩

材料（2人分）

いわし（開いたもの）…… 4尾
緑豆（乾燥）…… 10g
ミックスナッツ …… 30g
レモン塩（みじん切り）…… 小さじ1

作り方

① 緑豆をフライパンに入れ、弱火で約15分、全体が薄く色づくまで炒り、冷ましておく。

② ❶とミックスナッツを厚手のポリ袋に入れ、めん棒などでたたいて砕く。

③ いわしの上に❷とレモン塩をのせる。

④ オーブントースターで、約10分焼く。

ポイント　いわしで血を補うことで感情を司る肝の機能を高め、不安感を和らげます。

本書使用食材の分類一覧

	五性・五味	五臓・五腑
野菜・きのこ		
青じそ	温性・辛味	脾・肺
枝豆	平性・甘味	脾・胃
エリンギ	平性・甘味	肺・腎
かぼちゃ	温性・甘味	脾・胃
キャベツ	平性・甘味	腎
きゅうり	涼性・甘味	脾・胃
グリーンアスパラガス	微温性・甘味	肺・腎・胃
ゴーヤ	寒性・苦味	心・脾
ごぼう	寒性・辛味	肺・胃
小松菜	温性・辛味	肝・肺・胃
さつまいも	平性・甘味	脾・腎
里いも	平性・甘味	脾・胃
しいたけ	平性・甘味	胃
じゃがいも	平性・甘味	胃
春菊	平性・辛味	肺・胃
しょうが	微温性・辛味	脾・肺
セロリ	涼性・甘味	肺・胃
大根	涼性・辛味	肺・胃
玉ねぎ	涼性・辛味	脾・肺
チンゲン菜	涼性・辛味	肺・肝
ディル(姫茴香)	温性・辛味	腎・胃
唐辛子	温性・辛味	心・脾
冬瓜	微寒性・甘味	肺・大腸
豆苗	平性・甘味	脾・胃
とうもろこし	平性・甘味	肝・脾
トマト・プチトマト	微寒性・甘味	肝・脾・胃
長ねぎ	温性・辛味	脾・胃
なす	涼性・甘味	脾・胃
にんじん	平性・甘味	脾・肺・胃
にんにく	温性・辛味	脾・胃
パプリカ	涼性・甘味	肺・胃
ブロッコリー	平性・甘味	脾・胃
ほうれん草	涼性・甘味	胃・大腸

マッシュルーム	平性・甘味	肺・胃
三つ葉	寒性・苦味	肺・心
豆もやし	平性・甘味	脾・胃
みょうが	温性・辛味	肺
山いも・長いも	平性・甘味	脾・腎
肉		
合鴨肉	涼性・甘味	脾・肺・胃
牛肉	平性・甘味	脾・胃
牛タン	平性・甘味	脾・胃
鶏肉	平性・甘味	脾・胃
鶏レバー	平性・甘味	脾・胃
豚肉	平性・甘味	脾・胃
魚介・魚介加工品・海藻類		
あさり	寒性・甘味	肝・腎
あじ	温性・甘味	胃
アンチョビ	温性・甘味	脾
いか	平性・鹹味	肝・腎
イクラ	温性・甘味	胃
いわし	温性・甘味	脾
うなぎ	温性・甘味	肝・脾
えび	温性・甘味	肝・脾・腎
かき	微寒性・鹹味	肝
かつお	平性・甘味	腎・脾
昆布	寒性・鹹味	肝・胃
鮭・スモークサーモン	温性・甘味	脾・胃
さわら	平性・甘味	脾・胃
しらす干し	温性・甘味	脾
すずき	平性・甘味	肝・脾・胃
鯛	微温性・甘味	脾・胃
たこ	寒性・甘味	脾・肝
たら	平性・鹹味	肝・腎
のり	寒性・甘味	肺
ひじき	寒性・鹹味	肝・胃
帆立	平性・甘味	肝・脾　胃
まぐろ	温性・甘味	肝・脾

くだもの		
アボカド	涼性・甘味	脾・肝
いちご	涼性・甘味	胃
梅（梅干し）	平性・酸味	肝・脾
オレンジ	涼性・甘味	胃・肺
柿	寒性・甘味	心・肺
金柑	温性・辛味	肺・脾
グレープフルーツ	寒性・甘味	脾・胃
すいか	寒性・甘味	心・胃・膀胱
パイナップル	平性・甘味	胃・腎
バナナ	寒性・甘味	胃
マスカット	平性・甘味	脾・肺
みかん	温性・甘味	肺・脾
メロン	寒性・甘味	心・脾・胃・肺
ゆず	涼性・甘味	肺・胃
りんご	涼性・甘味	脾・胃
レモン	平性・酸味	脾・胃
卵・豆・大豆製品		
卵	平性・甘味	心・脾・肺
小豆	平性・甘味	心
黒豆	平性・甘味	脾・腎
大豆	平性・甘味	脾・胃
豆乳	平性・甘味	肺
豆腐	寒性・甘味	脾・胃
納豆	平性・甘味	脾・胃
乾物・調味料・お茶		
オールスパイス	温性・辛味	心・脾
オリーブオイル	平性・甘味	脾・胃
切り干し大根	温性・甘味	肺・胃
クコの実	平性・甘味	肝・腎
くるみ	温性・甘味	肺・腎
黒きくらげ	平性・甘味	肺・胃
紅茶	温性・苦味	肺・胃
黒糖	温性・甘味	肝・脾
胡椒	熱性・辛味	胃

ごま(黒)	平性・甘味	肝・腎
ごま(白)	寒性・甘味	脾・肺
山椒(粉山椒)	熱性・辛味	脾・胃
シナモン	大熱・甘味	脾・腎
ジャスミン	温性・苦味	肝・脾
白きくらげ	平性・甘味	脾・肺
酢	温性・酸味	肝・胃
陳皮	温性・辛味	脾・肺
とうもろこし茶	平性・甘味	膀胱・肝
ハイビスカス	涼性・酸味	心・脾
はちみつ	平性・甘味	脾・肺
ピーナッツ(落花生)	平性・甘味	脾・肺
紅花	温性・辛味	心・肝
抹茶	涼性・苦味	心・肺
松の実	温性・甘味	肺・肝
みそ	平性・甘味	脾・胃
みりん	温性・甘味	脾・胃
緑豆	涼性・甘味	心・胃
ローリエ	平性・甘味	脾・胃
穀物		
黒米	平性・甘味	脾・胃
小麦	涼性・甘味	心・脾
そば・そば粉	涼性・甘味	脾・胃
白米	平性・甘味	脾・胃
はと麦	涼性・甘味	脾・肺
牛乳・乳製品		
牛乳	平性・甘味	心・肺
チーズ(カッテージ)	平性・甘味	肺・肝
チーズ(クリーム)	平性・甘味	肺・肝
チーズ(粉)	平性・甘味	肺・肝
チーズ(モッツァレラ)	平性・甘味	肺・肝
生クリーム	平性・甘味	心・肺
バター	微寒性・甘味	肺・大腸

症状別《しょうじょうべつ》　発酵《はっこう》×薬膳《やくぜん》
心《こころ》と体《からだ》が喜《よろこ》ぶ！ラクうまレシピ

著　者――大竹宗久（おおたけ・むねひさ）

発行者――押鐘太陽

発行所――株式会社三笠書房

〒102-0072 東京都千代田区飯田橋3-3-1
https://www.mikasashobo.co.jp

印　刷――誠宏印刷

製　本――若林製本工場

ISBN978-4-8379-4011-1 C0077

本書へのご意見やご感想、お問い合わせは、QRコード、
または下記URLより弊社公式ウェブサイトまでお寄せください。
https://www.mikasashobo.co.jp/c/inquiry/index.html